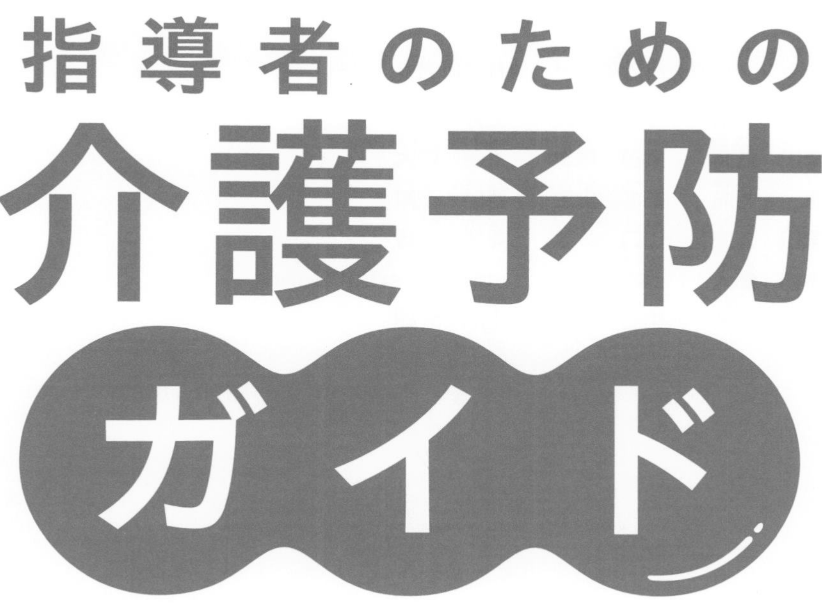

指導者のための介護予防ガイド

地域で取り組む健康増進

島田裕之 編

国立長寿医療研究センター研究所老年学・社会科学研究センター 著

医歯薬出版株式会社

■執筆者一覧

【編集】

島田　裕之（国立長寿医療研究センター研究所老年学・社会科学研究センター）

【執筆】（執筆順）

国立長寿医療研究センター研究所老年学・社会科学研究センター

島田　裕之	片山　脩	堤本　広大	土井　剛彦
牧野圭太郎	冨田　浩輝	原田　健次	下田　隆大
森川　将徳	李　相侖	崎本　史生	西島　千陽
川上　歩花	栗田　智史	山口　亨	見須　裕香
藤井　一弥	木内　悠人	西本　和平	von Fingerhut Georg
垣田　大輔	松田総一郎	中島　千佳	山際　大樹

This book is originally published in Japanese
Under the title of :

SIDOUSYA NOTAMENO KAIGOYOBOU GAIDO—CHIIKIDE TORIKUMU KENKOU ZOUSIN
(Care Prevention Guide for Leaders)

Editor :
SHIMADA, HIROYUKI
Director,
Department of Functioning Activation
National Center for Geriatrics and Gerontology

ISHIYAKU PUBLISHERS, INC.
7-10 Honkomagome 1 chome, Bunkyo-ku,
Tokyo 113-8612, Japan

序文

令和4年（2022年）10月における日本の高齢化率は29.0％に達し，そのうち75歳以上の高齢者は15.5％と65～74歳までの高齢者人口を上回っている．75歳以上の高齢者の増加は今後も続き，加齢に伴う機能低下や疾病発症により要介護状態となる方はさらに急増すると予想されている．一方で，介護サービス提供者の減少は続いており，介護人材の雇用確保が難しくなっている．少子化の問題も相まって数十年後の社会保障を考えれば，現状の医療・介護の質と量を確保するのは困難なことが予想される．

この状況を打開する一つの方法として，高齢者自身による健康増進と社会貢献が考えられ，そのためのソリューションを社会システムとして広く普及する必要がある．令和2年（2020年）4月に「高齢者の医療の確保に関する法律」が改正され，市町村が高齢者の保健事業と介護予防を一体的に実施するための体制が整えられた．健康寿命の延伸へむけて，生活習慣病などの疾病予防から，重症化予防と介護予防を一体的に実施する体制が構築され，切れ目ないサービスの展開が期待されている．すべての高齢者が利用可能な「一般介護予防事業」は，通いの場や地域サロンなど，身近な場所での人と人とのつながりを通した介護予防活動を継続できるように支援するもので，そこで実施されるサービスは多岐にわたる．

高齢者が要介護となる原因としては，認知症や脳血管疾患など脳の疾病に起因するものと，フレイル，転倒・骨折，関節疾患を含む運動器の問題により要介護になる方で約70％を占めている．認知と運動機能については加齢による低下が認められる反面，可塑性も認められ，介入により高齢者でも機能向上が可能であることが多くの研究によって証明されている．すなわち，やるべきことは明確ななかで，問題なのは，「どうしたら実践してもらえるのか」「どうしたら続けてもらえるのか」である．この点に関する教育や研究は充分に進んでいるとはいえない状況にあるなか，そのノウハウを紹介するために本書を企画するに至った．

本書は介護予防に関わるすべての方を対象として，効果的かつ持続的に介護予防教室を進めるための実践書である．筆者らが積み重ねてきた経験や研究成果に基づいて執筆している．これらの研究においては長寿医療研究開発費からの援助を受け，多くの自治体や市民の皆様のご協力のうえ知見として集積することができた．この場を借りて関係者の皆様に御礼を申し上げたい．

本書が多くの方の手に届き，介護予防の推進に寄与することを期待している．

令和6年2月29日（閏日）

国立長寿医療研究センター
島田 裕之

目次

Ⅲ章　介護予防教室の具体例

Ⅳ章　介護予防の地域人材育成

Ⅴ章 介護予防教室Q＆A

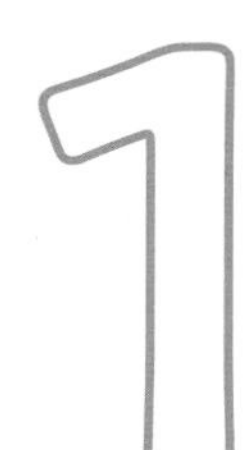

介護予防とは

❶ 介護予防の定義

介護予防とは，「要介護状態の発生をできる限り防ぐ（遅らせる）こと，そして要介護状態にあってもその悪化をできる限り防ぐこと，さらには軽減を目指すこと」と定義されている[1)]．また，**介護予防が目指すもの**として，「単に高齢者の運動機能や栄養状態といった心身機能の改善だけを目指すのではなく，心身機能の改善や環境調整などを通して，日常生活の活動性を高め，家庭や社会への参加を促し，それによって一人ひとりの生きがいや自己実現のための取り組みを支援して，生活の質（QOL）の向上を目指す」とされている．

❷ 高齢化の現況と健康日本 21

令和元年（2019 年）時点での日本人の**平均寿命**は，男性が 81.41 歳，女性が 87.45 歳となり[2)]，それぞれ平成 22 年（2010 年）と比較して延びている．注目すべき点は，健康上の問題で日常生活に制限のない期間（**健康寿命**）については，令和元年（2019 年）時点で男性が 72.68 歳，女性が 75.38 歳で，平成 22 年（2010 年）と比べた延びは平均寿命の延びを上回っていたことである．

健康寿命の延伸には様々な要因が考えられる．国は平成 12 年（2000 年）度から平成 24 年（2012 年）度までを対象期間とした**健康日本 21** において，9 分野 59 項目の目標を掲げた．その成果は平成 23 年（2011 年）に公表され，全体の約 17％で目標値に達しており，約 42％が「目標値に達していないが改善傾向」であった．また，全体の約 60％が一定の改善を報告しており，改善ならびに改善傾向であった項目には，「高齢者で外出について積極的態度をもつ人の増加」や「意識的に運動を心がけている人の増加」といった項目があがった．その一方で，約 40％は「変わらない」，もしくは「悪化している」という結果であった．変わらない項目には，「メタボリックシンドロームの該当者・予備群の減少」，悪化している項目には「日常生活における歩数の増加」といった項目があがった．この結果を概観すると，健康に対する意識の変化はみられたものの，実際に行動に移すところまでは難しかったという問題がうかがえる．

国は平成 25 年（2013 年）度から令和 4 年（2022 年）度までを対象期間とした**健康日本 21（第二次）**において，①健康寿命の延伸と健康格差の縮小，②主要な生活習慣病の発症予防と重症化予防の徹底，③社会生活を営むために必要な機能の維持及び向上，④健康を支え，守るための社会環境の整備，⑤栄養・食生活，身体活動・運動，休養，飲酒，喫煙及び歯・口腔の健康に関する生活習慣及び社会環境の改善，といった 5 つの基本的な方向を示した．平成 22 年（2010 年）の平均寿命と健康寿命との差は，男性で 9.13 年，女性では 12.68 年であったが，令和元年（2019 年）では男性が 8.73 年，女性が 12.07 年となっており，平均寿命と健康寿命との差は縮小した．

令和 6 年（2024 年）度から始まる**健康日本 21（第三次）**では，「全ての国民が健やかで心豊かに生活できる持続可能な社会の実現」というビジョン実現のため，基本的な方向を，①健康寿命の延伸・健康格差の縮小，②個人の行動と健康状態の改善，③社会環境の質の向上，④ライフコースアプローチをふまえた健康づくり，の 4 つとしている．

❸ 要介護認定者の推移

要介護者の人数は年々増加傾向にあり，令和 2 年（2020 年）度には約 670 万人となり，平成 22 年（2010 年）度から約 178 万人増加している．**介護度（要介護状態等区分）**全体に占める各介護度の割合から考えると，要支援 1，2 と要介護 1 の割合が増加しており，要介護 2 以上の割合は減少していることがわかる（図 1）[2]．

令和 4 年（2022 年）の国民生活基礎調査による要介護度別の**介護が必要となった主な原因**は，要支援者では高齢による衰弱や関節疾患が上位を占め，要介護者では認知症や脳血管疾患（脳卒中）が上位を占めていた[3]．医療技術の進歩，救急医療体制の体系化，地域医療連携推進法人制度に加え，健康に対する国民の意識の変化などが重度要介護者の割合の減少に寄与している可能性は十分にあるといえる．その一方で，軽度要介護者の割合

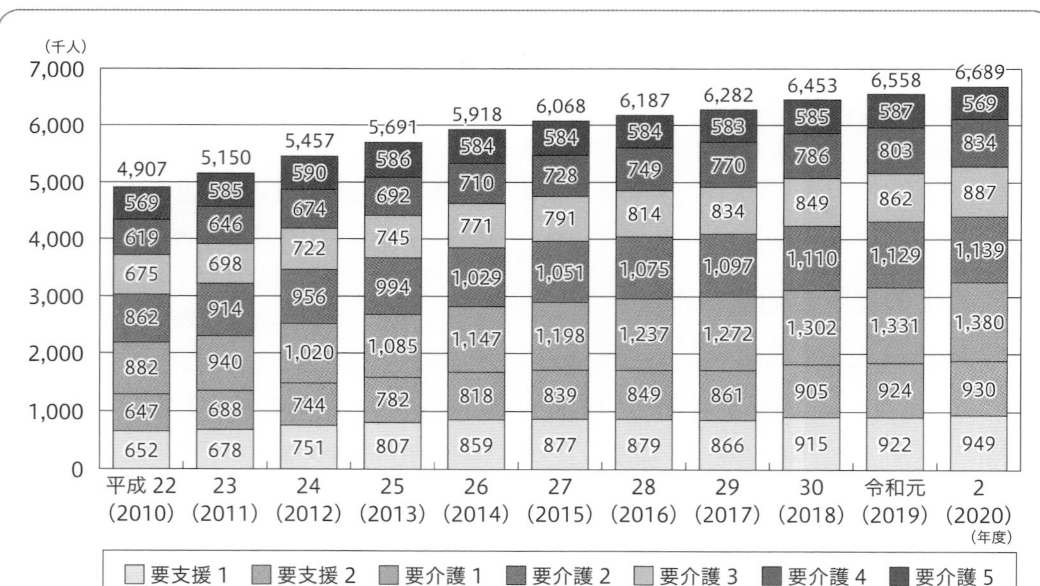

資料：厚生労働省「介護保険事業状況報告（年報）」
（注）平成 22（2010）年度は東日本大震災の影響により，報告が困難であった福島県の 5 町 1 村（広野町，楢葉町，富岡町，川内村，双葉町，新地町）を除いて集計した値

図 1　第 1 号被保険者（65 際以上）の要介護度別認定者数の推移

（文献 2 より引用）

を今後どのように減らしていくのかがこれからの課題とされる．

❹ 介護者の現状

介護予防においては，要介護者だけでなく，**介護者**にも目を向ける必要がある．厚生労働省が報告した令和4年（2022年）の国民生活基礎調査によると，主な介護者の45.9％が同居者であり，続柄を見ると「配偶者」が22.9％で最も多く，「子」が16.2％，「子の配偶者」が5.4％と続き，「別居の家族等」も11.8％であった[3]．主な介護者は同居と別居ともに男女比は約3：7であった．

年齢階級では「同居の主な介護者」の約70％，「別居の家族等」の約50％が60歳以上である．「要介護者等」と「同居の主な介護者」における年齢の組み合せは，「60歳以上同士」の割合が77.1％，「65歳以上同士」は63.5％，「75歳以上同士」では35.7％となり，いずれも年々上昇の傾向となっている．老老介護は今後も増え続ける可能性がある．

「同居の主な介護者」の介護時間は，要支援1から要介護2までは「必要なときに手をかす程度」が多いが，要介護3以上では「ほとんど終日」が最も多い．

また令和5年（2023年）版の「高齢社会白書」によれば，平成28年（2016年）からの1年間で介護や看護の理由による女性の**離職者**数は約7.5万人で全体の約75.8％を占め，男性の離職者数は2.4万人と報告されている[2]．この離職者数は平成24年（2012年）からの1年間を調査した結果とほとんど変化がないのが現状である．働き世代が介護や看護を理由に離職することを余儀なくされることは，超高齢化社会で懸念されている労働力不足に拍車を掛けることにもつながりかねないため，介護予防における喫緊の課題ともいえよう．

また介護者の多くが配偶者，子，子の配偶者となっているが，孫にあたる小学6年生で「祖母の世話をしている」と回答した割合は10.3％，「祖父」では5.5％であった．中学2年生では「祖父母の世話」が14.7％（高校生では約20％），大学3年生では「祖母」が32.8％，「祖父」が17.2％であった[4]．こうした本来，大人が担うと想定されている家事や家族の世話などを日常的に行っている子どもは**ヤングケアラー**と呼ばれ，年齢や成長の度合いに見合わない重い責任や負担を負うことで，育ちや教育への影響が懸念されていることも，介護予防に携わる者にとっては忘れてはいけない問題である．

一方，**単独世帯**の割合が総世帯数の約4割に達し，**ひとり親世帯数**も増加している[4]．また，夫婦と子供からなる世帯は世帯数，世帯総数に占める割合ともに減少傾向にある．男性では，高齢世代において単独世帯者数の割合，単独世帯数が大幅に増加すると推計されており，女性の場合は単独世帯者数の割合と単独世帯数ともに高齢世代において占める割合が多いことがわかった．介護者の約6割が同居あるいは家族等である現状を鑑みると，介護が必要となった際の受け皿をどのようにしていくかも重要な課題である．

介護施設等の事業者が主な介護者である割合は，現状では15.7％であるが[3]，将来はさらに増える可能性がある．実際に介護施設等の定員数は増加傾向にあり，特に有料老人ホームの定員数が増加している．要介護者数の増加に伴い介護に従事する必要職員数も増加しており，依然として介護関係の職種の有効求人倍率は全職種に比べて高い水準にあり，人手不足が続いている[2]．しかしながら，先にも述べた通り，実際には働き世代が家族の介護や看護を理由に離職する人数は変化しておらず，介護施設の拡充とともに介護予防による離職者数の減少や様々な施策，介護予防事業の整備が重要といえよう．

❺ 関連する福祉制度

日本の福祉制度においては，属性・対象者のリスク別に制度が整備され，専門的な支援が提供されてきた．昭和 38 年（1963 年）に制定された**老人福祉法**により，健康診断の実施や特別養護老人ホーム制度の創設，現在の訪問介護員の法制化がなされた．1980 年代には社会的入院や寝たきり老人が社会的問題となり，**老人保健法**が昭和 57 年（1982 年）に制定され，昭和 62 年（1987 年）に改正された．また，平成元年（1989 年）には，**ゴールドプラン（高齢者保健福祉推進十か年戦略）**の策定が行われた．1990 年代はゴールドプランを推進し，介護保険制度の準備が取り組まれ，平成 6 年（1994 年）には整備目標を上方修正した**新ゴールドプラン**が策定され，平成 9 年（1997 年）に**介護保険法**が成立，平成 12 年（2000 年）に施行された．平成 17 年（2005 年）の**介護保険法改正**では，団塊の世代が 75 歳以上となる 2025 年を目途に，重度な要介護状態となっても住み慣れた地域で自分らしい暮らしを人生の最後まで続けることができるように，医療・介護・予防・住まい・生活支援が包括的に確保される体制の構築を実現させるべく**地域包括ケアシステム**が開始された．

地域包括ケアシステムは，保険者である市町村や都道府県が，地域の自主性や主体性に基づき，地域の特性に応じて作り上げていくことが必要と掲げられている．すでに幾つかの自治体では，住民が主体となって行う介護予防活動を広く展開し，地域での人と人とのつながりを通じて，参加者や通いの場が継続的に拡大していくような地域づくりを推進し，「心身機能」「活動」「参加」の各要素にバランスよく働きかけることによる効果として，全国の推移と比較して，要介護認定率の伸びの抑制が示されている[5]．また，社会参加の割合が高い地域ほど，転倒や認知症，うつの発生リスクが低いという傾向も示されている．

❻ 介護予防の取り組み

平成 25 年（2013 年）には地域における介護予防の取り組みを機能強化するために，通所，訪問，地域ケア会議，サービス担当者会議，住民運営の通いの場などへのリハビリテーション専門職等の関与を促進する取り組みとして，**地域リハビリテーション活動支援事業**が開始された（図 2）[6]．

厚生労働省が掲げる**リハビリテーション専門職等を活かした介護予防の機能強化**とは，具体的には以下の通りである．(1)「地域ケア会議やサービス担当者会議にリハビリテーション専門職等が定期的に関与すること」により，①日常生活に支障のある生活行為の要因，②疾患の特徴をふまえた生活行為の改善の見通し，③要支援者等の有する能力を最大限に引き出すための方法などについて検討しやすくなり，自立支援のプロセスを参加者全員で共有し，個々人の介護予防ケアマネジメント力の向上につながる．(2)「住民運営の通いの場にリハビリテーション専門職等が定期的に関与すること」により，①身体障害や関節痛があっても継続的に参加することの出来る運動法の指導，②認知症の方への対応方法などを世話役に指導，③定期的な体力測定などについて実施し，要介護状態になっても参加し続けることのできる通いの場を地域に展開することができる．(3)「通所や訪問にリハビリテーション専門職等が定期的に関与すること」により，①日常生活に支障のある

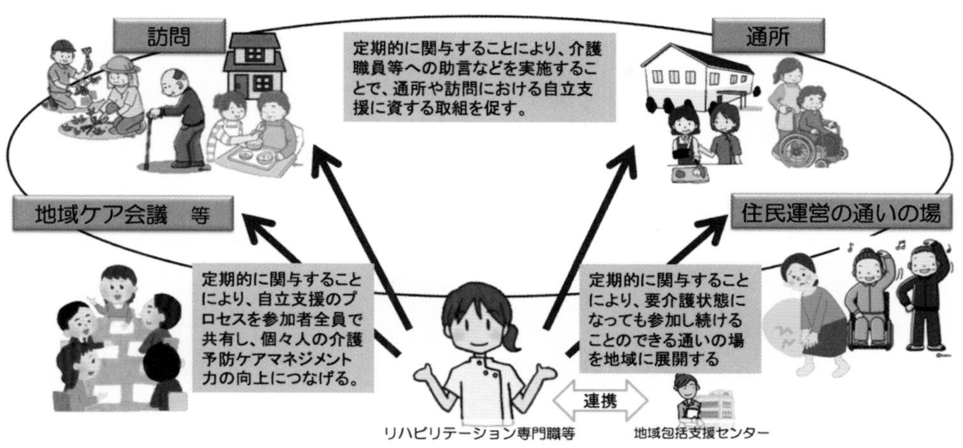

図 2　地域リハビリテーション活動支援事業の概要

（文献 6 より引用）

生活行為を改善するための効果的な運動プログラムの提案，②介護職等への助言等を実施し，通所や訪問における自立支援に資する取り組みを促すことができる．地域リハビリテーション活動支援事業では，自治体は郡市区医師会，必要に応じて都道府県医師会と連携し，医療機関や介護事業所等の協力を得てリハビリテーション専門職等を安定的に派遣できる体制を構築することが必要とされている．

これからは，自治体のみの頑張りだけでなく，リハビリテーション専門職等が地域で活躍する必要性が明確に示されたといえる．地域リハビリテーション活動支援の整備推進により期待することを調査した報告によると，介護予防が最も高い 80.9％であったが，介護・医療スタッフや地域包括支援センターの質的向上・人材育成が上位にあがっていた[7]．つまり，地域リハビリテーション活動支援の整備推進により，「介護予防」と「人材育成による量的・質的向上」が期待されている．

介護予防は，高齢者とその家族，自治体，リハビリテーション専門職等が連携して，要介護状態の発生をできる限り防ぐ(遅らせる)ことであり，要介護状態にあってもその悪化をできる限り防ぐ体制を整備することが重要である．そのためには，介護予防に携わる人々の量的・質的向上を図り高齢者の心身機能の改善や環境調整などを通して，日常生活の活動性を高め，家庭や社会への参加を促し，それによって一人ひとりの生きがいや自己実現のための取り組みを支援し，本人および家族の生活の質（QOL）の向上を目指すものといえよう．

（片山　脩）

2 フレイル予防

❶ フレイルの基本理解

フレイルとは，日本老年医学会よりステートメントが提示され，高齢期に生理的予備能が低下することでストレスに対する脆弱性が亢進し，生活機能障害，要介護状態，死亡などの転帰に陥りやすい状態をいう．筋力の低下により動作の俊敏性が失われ，転倒しやすくなるような身体的問題のみならず，認知機能障害やうつなどの精神・心理的問題，独居や経済的困窮などの社会的問題を含む概念とされている．

日本におけるフレイルは，2つの概念が融合した形で普及していることが特徴である．その2つの概念は海外においても代表的なものであり，**表現型**（phenotype model）[8]と**障害累積型**（deficit accumulation model）[9]と定義されている．表現型のフレイルとは，「加齢に伴う症候群（老年症候群）として，多臓器にわたる生理的機能低下や恒常性低下により，種々のストレスに対して身体機能障害や健康障害を起こしやすい状態」を示す．フレイルを加齢に伴う生体機能の低下により表出してくる症候と捉え，自立と要介護状態の中間の状態を指す．このフレイルは可逆的であり，適切な介入により自立に戻すことができる状態といえる（図3）．一方，障害累積型のフレイルは，加齢に伴う障害や生活機能障害，疾患などの蓄積を評価し，生命予後や入院リスクなどで使用されることが多い（図4）．また，日本では世界に先駆けて介護保険制度が施行されたこともあり，フレイルの概念が浸透しやすかったのではないかと思われる．具体的には，図4のように，「要介護状態の一歩前の状態」であると想像され，要介護状態へと移行しないために，フレイル高齢者への対策が急務とされている．またフレイルは，その内容により細分化されており，身体的フレイル，認知的フレイル，社会的フレイル，オーラルフレイル，心理・精神的フレイルなどがその代表である．

1）身体的フレイル

わが国においては，Fried らが提唱した表現型フレイルの基準[8]を日本人用に作成し直した**J-CHS 基準**を用いて判定することが多い[10]．図5[11]に示すように，筋力低下，動作の遅延歩行速度低下，体重減少，疲労感，低身体活動の5項目で評価されるが，真に重要な点としては，表れる機能や身体症状の背景にある各種老年症候群の負の連鎖があることを忘れてはいけない．また，身体的フレイルに似た概念として，**サルコペニア**や**ロコモティブシンドローム**など，いわゆる運動器の機能低下が含まれている．

2）認知的フレイル

認知的フレイルとは，身体的フレイルに該

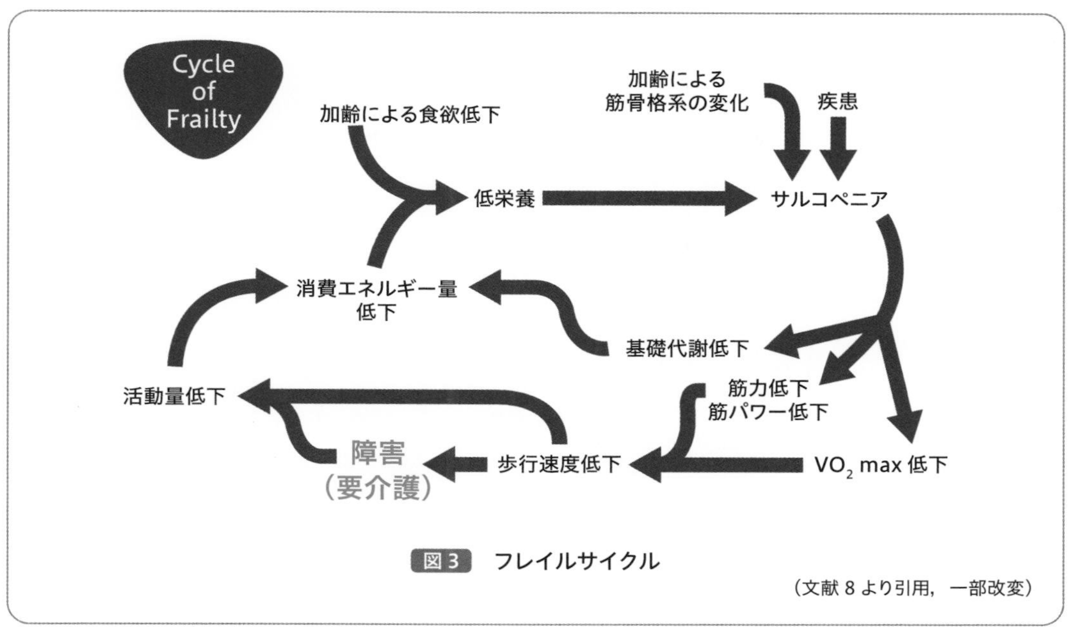

図3　フレイルサイクル

（文献 8 より引用，一部改変）

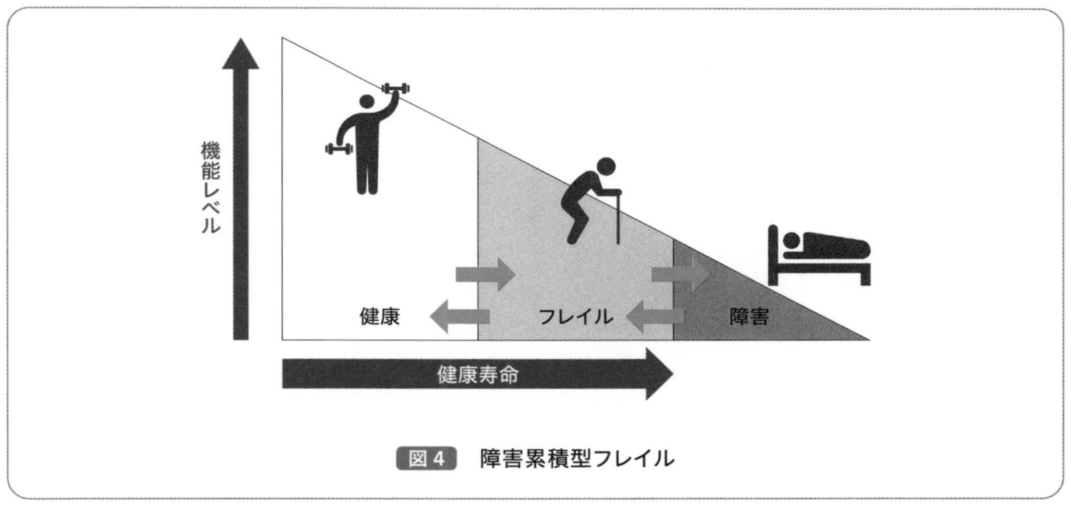

図4　障害累積型フレイル

当した高齢者のなかで，さらに認知機能の低下が併存した状態を指す．認知的フレイルの定義に関しては，国際栄養・加齢学会および国際老年学会の 2 つの国際学会によって定義づけられた．また，評価方法の指針についても提言されており，以下の 2 項目の基準に該当することが推奨されている．①身体的フレイルと認知機能低下（Clinical Dementia Rating ＝ 0.5 点）が併存すること，②アルツハイマー型認知症およびその他の認知症を有しないことである．認知的フレイルの評価基準は，認知予備脳が減少し，なおかつ生理学的な脳の加齢変化とは異なる状態を指していると考えられている[12)]．

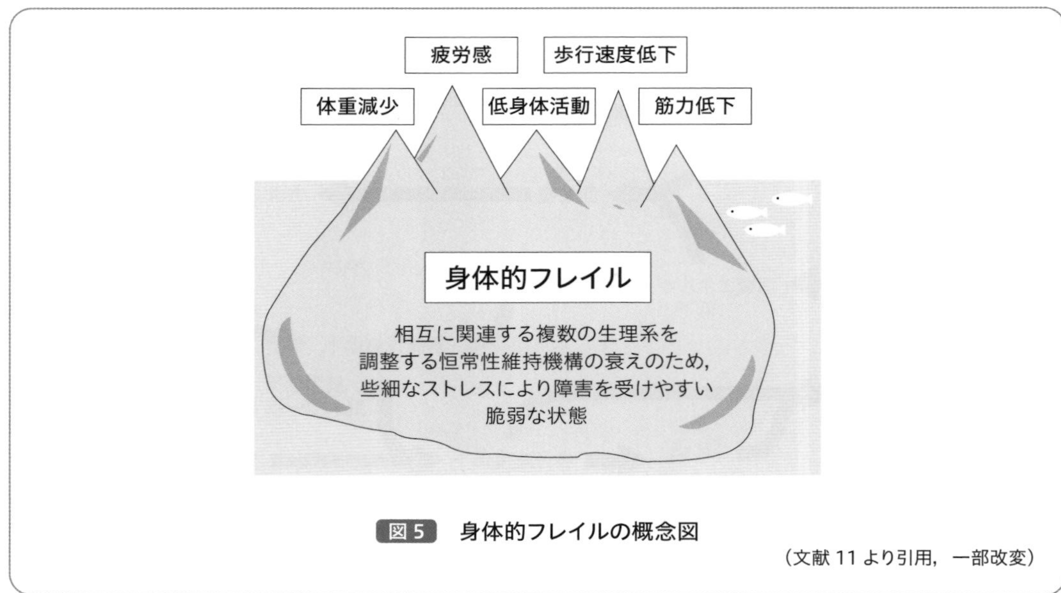

図5　身体的フレイルの概念図

（文献11より引用，一部改変）

3）社会的フレイル

社会的フレイルとは，フレイルにおける社会的側面（閉じこもり・引きこもりなど）に着目した定義である．日本で多く使われる定義として，以下の5つの質問項目から構成される．①昨年と比較して外出頻度が減った，②友人の家を訪ねることがない，③家族・友人の役に立っていると思えない，④1人暮らしである，⑤誰とも会話をしない日がある[13]．

社会的フレイルを有する高齢者は，早期に要介護状態へ移行することも明らかとなっている．

4）オーラルフレイル

オーラルフレイルは，わが国から提唱され始めた定義であり，Tanakaら[14]が栄養面のフレイル期を設定し，そのなかでも歯科口腔機能における軽微な衰え（滑舌の低下，食べこぼし・わずかのむせ，噛めない食品が増えるなど）を包括的に評価し，オーラルフレイルとして定義のうえ，身体へのフレイル化への入り口であるとした．

5）心理的フレイル

高齢者うつなどが含まれる．

これら5つのフレイルはそれぞれが互いに歯車のように密接に関連しながら，そして互いに増強し合うような形でフレイルを悪化させる．そのため，いずれか1つからでも歯車を逆に回転させるような介入を行うことが重要であり，それが他の要素も巻き込みフレイル全体の改善につながる．

❷ フレイル予防

フレイルを予防・改善するためには，前項で紹介したフレイルの多面的な要素を意識した日常生活における工夫や予防教室が必要となる．具体的には，**①身体活動・運動**，**②知的活動**，**③社会活動**，**④栄養（食事・口腔機能）**に着目する．これらの取り組みは1つだけではなく，1つよりも2つ，2つよりも3つと複数の領域を取り込むことにより，予防効果が高まる[15]．

表1 フレイル予防に関わるレビュー

対象者	介入時間	介入頻度	介入期間	介入内容	筋力増強効果	移動能力 バランス機能 向上効果
65歳以上の施設入所者	60分	週に3回	50週	レジスタンストレーニング	—	○
78歳以上の地域在住者	90分	週に3回	12週	レジスタンストレーニング	○	—
筋力低下者	40分	高頻度群：週に2回 低頻度群：週に1回	10週	下肢の筋力のレジスタンストレーニング	高頻度○ 低頻度○	高頻度○ 低頻度○
75歳以上の施設入所者	50分	週に3回	10週	レジスタンストレーニング，バランストレーニングの複合プログラム	○	—
身体的フレイル者	60分	週に2回 ＊最初の4週間は週に1回	20週	歩行トレーニングとバランストレーニングの複合プログラム	—	○
身体的フレイル者	45分	週に2回	12週	レジスタンストレーニングとバランストレーニングの複合プログラム	○	○
外傷経験者	ー	週に3回	12週	高強度レジスタンストレーニング	○	○
要介護者	ー	週に3回	10週	レジスタンストレーニング	×	×
要介護者	ー	週に5回 ＊レジスタンストレーニングを週に3回 有酸素運動を週に2回	8週	レジスタンストレーニングと持久力トレーニングの複合プログラム	○	—
転倒経験者	65分	週に3回	8週	レジスタンストレーニングとバランストレーニングの複合プログラム	—	○
要介護者	40分	週に5回	12週	レジスタンス，バランス，移動能力の複合プログラム	エクササイズ ○	エクササイズ ○
低下活動者	60分	週に2回	12週	持久力トレーニングとレジスタンストレーニングの複合プログラム	トレーニング群：○ 栄養カウンセリング群：○ トレーニング＋栄養カウンセリング群：○ コントロール群：×	トレーニング群：× 栄養カウンセリング群：× トレーニング＋栄養カウンセリング群：× コントロール群：×
施設入所者 70歳以上	ー	週に3回	10週	中強度から高強度のレジスタンストレーニング	—	○
75歳以上 女性 移動能力低下者	90分	週に2回	10週	レジスタンストレーニング	○	○
65歳以上 ADLに制限を有する MMSE：15-25	45分	週に3回	12週	レジスタンストレーニング	○	—
75歳以上 非活動的 歩行・運動機能低下者	26分	週に3回	20週	レジスタンストレーニング，バランストレーニングの複合プログラム	○	○
65～94歳 Friedの基準でpre-frail	60分	週に2回	12週	ストレングストレーニング	—	ストレングストレーニング群：○ パワートレーニング群：○

フレイル予防の中心的な介入手段となる**運動介入**，なかでも，より汎用性の高い**集団プログラム**を実施して，予防活動に努めることが重要である．地域高齢者に対して有用なプログラムのエビデンスを紹介する（表1）．レビューを行うと，17論文が「地域高齢者に対して運動実施の効果」を検討した論文として採択された．

まず，フレイル予防として運動プログラムを策定するにあたり「どれくらいの運動を継続する必要があるのか？」という点がある．この結果をまとめると，運動の効果を得るためには，「最低でも2カ月以上（8週間以上）の運動を継続すること」で効果が得られることが明らかとなった．ただし，運動の効果は運動を停止した瞬間から急速に失われてしまうため，効果が得られた後も運動を継続することが推奨されている．

次に，フレイル予防として運動プログラムを策定するにあたり，「1プログラムの運動時間はどれくらいで，週に何回行うことが適切なのか？」である．プログラム1回の介入時間は60分以上で効果が得られることが示されている．介入頻度については，可能であれば週2回を目安とする．効果が得られた運動プログラム内容は複合的なプログラムが多いが，その内容としては，①筋力増強トレーニング（**レジスタンストレーニング**），②バランス機能トレーニング，③移動機能トレーニング（**持久力トレーニング**）が中心となっている．そのなかでも，筋力増強への効果は高く，フレイル予防教室を実施するうえで強く推奨されるプログラムとなる．

次いで，移動能力，バランス機能の順で効果が示されている．以上をまとめると，①筋力トレーニングは積極的に取り入れる，②1回の介入時間は60分以上，③介入頻度は週に2回以上，④介入期間は最低8週間以上とすることが推奨される．

（堤本広大）

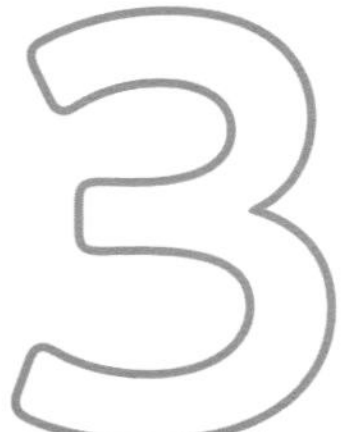

3 認知症予防

❶ 認知症予防の概要

認知症は，加齢に伴い発症リスクが上昇し，わが国における今後の後期高齢者の増加を考慮すると，対策を要する課題の1つである．実際，2019年に「**認知症施策推進大綱**」が策定され，わが国の認知症対策として**共生**と**予防**の両輪にて施策推進を行うことが重要であるとされた．「認知症予防」は発症遅延や重症化予防を含めたものであり，生活習慣や

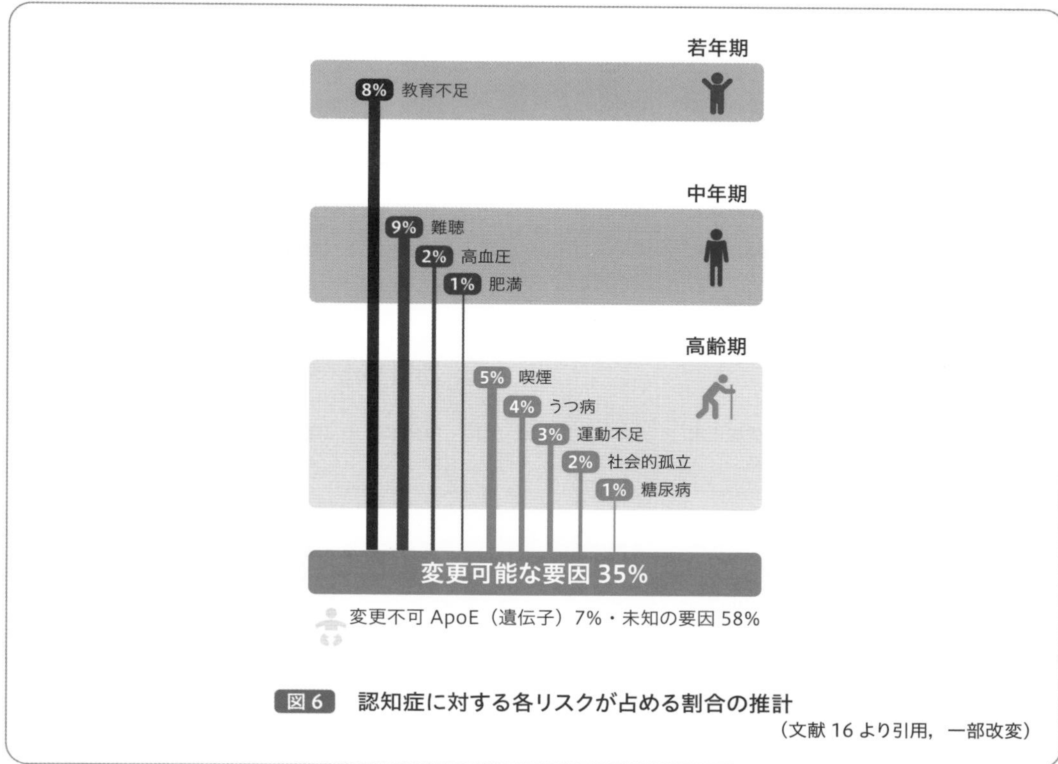

図6　認知症に対する各リスクが占める割合の推計
（文献16より引用，一部改変）

活動など日常生活において修正可能な要素に注目が集まっている．認知症の危険因子のなかでも修正可能な因子は約35%と推計され，そのなかでも身体活動の低下（運動不足）は約3%を占めるとされた（図6）[16]．WHOが作成した「**認知機能低下および認知症のリスク低減におけるガイドライン**」によると，エビデンスレベル・推奨レベルはばらついているものの，身体活動，知的活動や社会活動の促進，生活習慣の適正化など日常生活において取り組める内容が記載されている（表2）[17, 18]．高齢者に対して，認知症予防の取り組みを広く実施してもらうためには，個々の嗜好に応じた取り組みやすい環境整備が望まれる．その一方で，身体活動の増進や運動の実施は，比較的実施しやすく推奨レベルも高めに提示されており，認知機能の低下抑制に対して期待されている手段の1つである．具体的な実施内容についてはⅢ章-2をあわせて確認することをお勧めする．

❷ 認知症予防の取り組みを始める時期

認知症予防のための取り組みを行うにあたり，認知機能の状態や時期に応じて取り組む方法を考慮する必要がある．認知症を呈する疾患は，変性疾患や脳血管疾患から外傷，感染症，内分泌障害など多岐にわたり，高齢者においては，変性疾患や脳血管疾患による認知症が大部分を占め，**アルツハイマー型認知症**（Alzheimer's disease：AD），**脳血管性認知症**，**レビー小体型認知症**が主な疾患としてあげられる．研究によって多少のばらつきがあるが，ADが認知症に占める割合は多くの報告で約5～7割くらいとされ，高齢者の認知症で最も多くみられる疾患である．その

表 2　WHO ガイドライン（Risk reduction of cognitive decline and dementia）に記載された主な内容

内容	対象	エビデンスの質	推奨の度合い
身体活動	認知機能正常の成人	中	強い（認知機能低下のリスク低減）
身体活動	MCI の成人	低い	条件による（認知機能低下のリスク低減）
禁煙	喫煙者の成人	低い	強い（認知機能低下・認知症のリスク低減）
栄養：地中海式食事	認知機能正常または MCI の成人	中	条件による（認知機能低下・認知症のリスク低減）
栄養：ビタミン B/E，多価脂肪酸，複合的サプリメント摂取	（明記なし）	中	推奨しない事に対し strong（認知機能低下・認知症のリスク低減）
禁酒 ＊危険で有害な飲酒を減量または中断することを目的とした介入	認知機能正常または MCI の成人	中	条件による（認知機能低下・認知症のリスク低減）
認知トレーニング	認知機能正常または MCI の成人	非常に低い	条件による（認知機能低下・認知症のリスク低減）
社会活動	（明記なし）	十分なエビデンスなし	＊健康行動として推奨できる
体重管理	中年期の過体重，肥満	low to moderate	条件による（認知機能低下・認知症のリスク低減）
高血圧の管理	高血圧のある成人	かなり低い	条件による（認知機能低下・認知症のリスク低減） ＊高血圧の成人に対して，WHO ガイドラインの基準に従って行うべきである
糖尿病の管理	糖尿病のある成人	かなり低い	条件による（認知機能低下・認知症のリスク低減） ＊糖尿病の成人に対して，WHO ガイドラインの基準に従って行うべきである
脂質異常の管理	脂質異常症のある中年期の成人	低い	条件による（認知機能低下・認知症のリスク低減）
うつ	（明記なし）	十分なエビデンスなし	＊成人のうつに対する治療として，薬物療法，運動療法は推奨できる
難聴の管理（補聴器の使用）	（明記なし）	十分なエビデンスなし	＊難聴に対する適時発見のスクリーニングや補聴器の使用は推奨できる

AD における病理的変化として，**アミロイドの集積**が神経機構の変化としては最も早く出現し，その後，タウの蓄積，神経ネットワークの損傷や脳萎縮がみられ，それらに伴い認知機能に障害が生じるとされ，これら一連の流れが AD による神経障害の経過として考えられている．ベースライン時に各生物学的指標を測定し AD の発症までを縦断追跡した研究によると，cerebrospinal fluid（CSF：脳脊髄液）における Aβ42 の集積は発症の約 25 年前から，PIB-PET により測定される脳内の Aβ42 の集積は約 15 年前から始まるとされ，CSF におけるタウの集積や脳萎縮についても 15 年前から生じているとされる．また，脳内における代謝異常や記憶力の変化は約 10 年前から，全体的な認知機能の低下は約 5 年前から始まると報告された[19]．また，高齢期にみられる認知症は進行性のものが多く，認知症を発症する前の取り組みが重要である．そのため，認知症予防のための取り組みは，

認知機能が正常な状態から可能な範囲で取り組んでもらい，認知機能低下がみられる場合においては，より積極的な取り組みを促すことが重要である．認知機能の低下がみられない人を対象とする際には，その状態や対象者の数を考慮すると，自身による取り組みなど，より多くの人に取り組みやすい方法を選ぶ必要があり，いわゆる**ポピュレーションアプローチ**が適すると考えられる（I 章 -5 を参照）．

一方で，認知機能低下がみられる場合には，集約的な介入を行うことが望ましい．特に，**mild cognitive impairment（MCI）**のように認知症の前駆段階で，認知症ではないが，ある程度の認知機能低下がみられる状態が注目されている．MCI は，認知機能が正常なものに比べて認知症の発症リスクが高い反面，認知機能の改善や維持できる可能性が見込まれる状態であり，予防を目的とした介入の必要性が高い対象者として考えられている．わが国の地域在住高齢者を対象にした筆者らの研究グループによる報告では，地域在住高齢者を対象に実施したコホート研究（National Center for Geriatric and Gerontology－Study of Geriatric Syndromes：NCGG-SGS）より，MCI の有病率は 18.8％であった[20]．地域在住高齢者を対象にした報告からはおおむね同様の割合が報告され，決して少なくない割合といえるため，認知機能の状態に応じて行う介入や取り組んでもらう内容を選択する必要がある．

❸ 認知症予防の効果

「認知機能低下および認知症のリスク低減におけるガイドライン」では，活動の促進として，身体活動だけでなく知的活動や社会活動が紹介されており，なかでも**身体活動の促進**が推奨の度合い，エビデンスレベルが高かった[2, 3]．さらに，生活習慣（飲酒，喫煙など）の改善，食習慣の見直しなど活動の促進以外の項目と比較しても，同様であった．身体活動の促進や運動による認知機能への効果の背景として，いくつかの考え方があり，なかでも運動の実施により **BDNF や IGF-1 などの神経栄養因子**の発現促進が生じ，神経新生や脳容量増加に影響を及ぼし，認知機能改善に至るのではないかと考えられている[21)]報告が多い．実際，運動を用いた介入により認知機能への効果を検討した研究報告を統合して解析をした（メタアナリシス）報告があり，50 歳以上の人を対象とし 39 の研究に基づいてみたところ，全体の結果として運動による認知機能への効果が示唆された．そのなかで，認知機能の状態（MCI の有無）が判別できる研究に限った解析でも同様の有用性が示唆された[22]．また運動といってもその内容は様々であるため，介入に用いられた運動の種類別にも効果をみたところ，有酸素運動，レジスタンストレーニング，複合的プログラムのいずれにおいても効果がみられた[22]．さらに，運動と知的トレーニングを用いた複合的プログラムの介入効果について 41 の研究（MCI が対象の研究は 13）をもとにメタアナリシスを行った報告においてもその有用性が確認された[23]．筆者らの研究グループでは，有酸素運動，dual-task を用いた運動（**コグニサイズ**）に加え，運動の習慣化を取り入れた複合的運動プログラムの効果検証を，MCI 高齢者 308 名を対象に実施した．その結果，全体的な認知機能，語想起課題や記憶に対して効果がみられ，身体機能や身体活動についても顕著に介入効果が認められた[24]（図7）．

運動と運動以外のプログラムを組み合わせた複合的な介入の効果検証例として，**Finnish Geriatric Intervention Study to Prevent Cognitive Impairment and Disability**

I 介護予防の概論

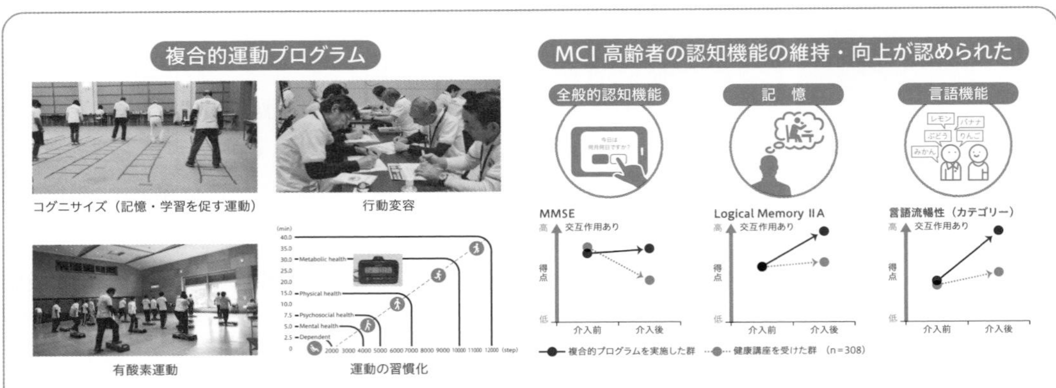

左：運動プログラムの主な構成要素，右：運動プログラムが認知機能に及ぼした主な結果

図 7　MCI 高齢者を対象に検証した運動プログラムと結果

（FINGER）研究があげられる．認知機能低下のリスクが高い 2,654 名を対象に，身体活動の促進ならびに運動習慣の改善や食習慣の改善など生活習慣に多角的にアプローチする介入内容の効果検証が行われ，認知機能の維持または改善に寄与することが示された[25)]．同様に複合的なプログラムの効果検証を行った **Multidomain Alzheimer Preventive Trial（MAPT）研究**では，認知症ではないが主観的認知機能の低下もしくは IADL の制限もしくは歩行速度低下（0.8m/s 以下）に該当する 1,680 名を対象にし，知的トレーニング，運動，栄養をプログラムに含み，**ω-3 脂肪酸**の摂取と合わせることで認知機能に効果を有しているかを検証した[26)]．対象者全体を解析した結果，有意な効果は認められなかったが，認知機能低下リスクが高い人やアミロイド PET の結果が良好であった人を対象に限定した解析では，複合的プログラムないしω-3 脂肪酸の摂取に効果が認められた．各研究において，対象者の認知機能レベルの差異，介入に用いられる内容の違いや用いられた認知機能検査に違いがみられるため，結果を解釈する際には十分な注意が必要である．さらに，運動や身体活動の促進が認知症の発症にどの程度影響を及ぼしているのかについては，報告例が少なくいまだ結論を得られる状況ではない．認知症予防に関する研究動向は，今後も注視し続ける必要があると考えられる．

プログラムの効果検証が進められてきたこととあわせて，高齢者がどのように介入に取り組むのかという実施方法についても重要視されている．高齢者が運動を介護予防事業などで行う際に，わが国で従来より広く行われてきた方法の 1 つとして，集団での教室型の運動指導があり，通いの場での実践についても集団で行う場面が多いとされる．一方で，集団型の運動指導だけでは環境や人的コストなどの面から限界もあり，他の方法での実践もあわせて求められてきた．

認知症予防を含め，高齢者の健康増進のために何より重要なのは，継続して取り組みを続けることである．そのためには，認知機能の状態だけでなく高齢者の嗜好に応じたプログラムの開発，提供が十分になされることが望まれる．

（土井剛彦）

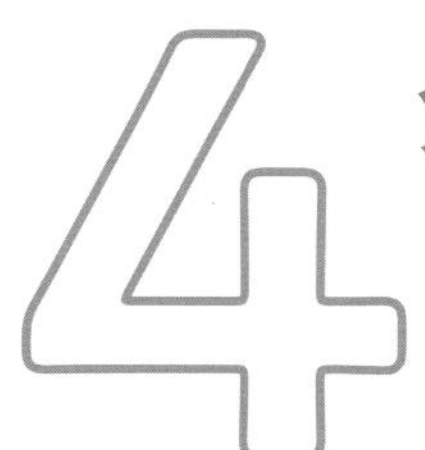

介護予防のためのアセスメント

❶ 生活機能評価の重要性

介護予防は高齢者が可能な限り自立した生活を送り続けられる状態を目指すものであるため，そのアセスメントにおいて生活機能の評価は必須である．生活機能は，**基本的日常生活活動能力**（basic activity of daily living：BADL）と呼ばれる，歩行や移動，食事，更衣，入浴，排泄，整容などを行う能力と，**手段的日常生活活動能力**（instrumental activity of daily living：IADL）と呼ばれる，交通機関の利用や電話の応対，買い物，食事の支度，家事，洗濯，服薬管理，金銭管理などの，より複雑な生活関連動作を行う能力に大別され，これらの両面から評価を行うことが望ましい．また生活機能の評価には，その性質上，主観的な要素が含まれる場合が多いが，客観的な機能状態をあわせて評価しておくことも重要である．本項では，介護予防における主要な**アセスメント項目**について概説する．

❷ 基本チェックリストの理解

基本チェックリスト（表3）[1] は，IADL，運動機能，栄養状態，口腔機能，閉じこもり，認知機能，うつ傾向といった幅広い領域に関する25項目から構成される総合的なアセスメントスケールである[27]．自記式を基本として「はい」か「いいえ」で回答し，最終的に0～25点の合計点を算出する．なお，No.12の項目のみ，身長と体重からBody Mass Index（体重（kg）÷身長（m）÷身長（m））を算出し，18.5kg/m^2未満の場合に「はい」と回答する形式となっている．

基本チェックリストは，2006年に介護保険制度の改正に伴い厚生労働省により作成された尺度であり，わが国の介護予防施策として要支援・要介護リスクの高い高齢者を早期に発見する目的で活用が推進されている．具体的には，25項目のうちNo.1～5の質問はIADLの低下，No.6～10は運動機能の低下，No.11～12は低栄養状態，No.13～15は口腔機能の低下，No.16～17は閉じこもり，No.18～20は認知機能の低下，No.21～25は抑うつ傾向に関するリスクをそれぞれ評価するための質問であり，該当数によって各側面のリスクを判定できる．

❸ IADLのアセスメント

1）NCGG-IADLスケール（National Center for Geriatrics and Gerontology-Instrumental Activities of Daily Living Scale）

2013年に島田らによって開発された尺度である．IADLに関する13項目について，自記または観察により「はい」か「いいえ」で回答し，最終的に0～13点の合計点を算出

I 介護予防の概論

表3　基本チェックリストの質問項目と判定基準

No.	質問項目	回答と配点	
1	バスや電車で1人で外出していますか	0. はい	1. いいえ
2	日用品の買い物をしていますか	0. はい	1. いいえ
3	預貯金の出し入れをしていますか	0. はい	1. いいえ
4	友人の家を訪ねていますか	0. はい	1. いいえ
5	家族や友人の相談にのっていますか	0. はい	1. いいえ
6	階段を手すりや壁をつたわらずに昇っていますか	0. はい	1. いいえ
7	椅子に座った状態から何もつかまらずにたちあがっていますか	0. はい	1. いいえ
8	15分くらい続けて歩いていますか	0. はい	1. いいえ
9	この1年間に転んだことがありますか	1. はい	0. いいえ
10	転倒に対する不安は大きいですか	1. はい	0. いいえ
11	6カ月間で2～3kg以上の体重減少がありましたか	1. はい	0. いいえ
12	身長______cm　体重______kg（BMIが18.5kg/m^2未満なら該当）	1. はい	0. いいえ
13	半年前に比べて固いものが食べにくくなりましたか	1. はい	0. いいえ
14	お茶や汁物等でむせることがありますか	1. はい	0. いいえ
15	口の渇きが気になりますか	1. はい	0. いいえ
16	週に1回以上は外出していますか	0. はい	1. いいえ
17	昨年と比べて外出の回数が減っていますか	1. はい	0. いいえ
18	周りの人から「いつも同じ事を聞く」などの物忘れがあるといわれますか	1. はい	0. いいえ
19	自分で電話番号を調べて，電話をかけることをしていますか	0. はい	1. いいえ
20	今日が何月何日かわからない時がありますか	1. はい	0. いいえ
21	（ここ2週間）毎日の生活に充実感がない	1. はい	0. いいえ
22	（ここ2週間）これまで楽しんでやれていたことが楽しめなくなった	1. はい	0. いいえ
23	（ここ2週間）以前は楽にできていたことが今ではおっくうに感じられる	1. はい	0. いいえ
24	（ここ2週間）自分が役に立つ人間だと思えない	1. はい	0. いいえ
25	（ここ2週間）わけもなく疲れたような感じがする	1. はい	0. いいえ
No.	判定基準	判定結果	
1～20	20項目のうち10項目以上に該当した場合	生活機能の低下	
6～10	5項目のうち3項目以上に該当した場合	運動機能の低下	
11～12	2項目すべてに該当した場合	低栄養状態	
13～15	3項目のうち2項目以上に該当した場合	口腔機能の低下	
16～17	No.16に該当した場合	閉じこもり	
18～20	3項目のうち1項目以上に該当した場合	認知機能の低下	
21～25	5項目のうち2項目以上に該当した場合	抑うつ傾向	

（文献27より引用）

表4 NCGG-IADL スケールの質問項目

No.	質問項目	回答と配点	
		1点	0点
1	足のツメを自分で切れますか	はい	いいえ
2	一人で外出できますか	はい	いいえ
3	バスや電車を使って移動できますか	はい	いいえ
4	日用品の買い物ができますか	はい	いいえ
5	請求書の振込（窓口，ATM など）ができますか	はい	いいえ
6	電話番号を調べることができますか	はい	いいえ
7	掃除機かけができますか	はい	いいえ
8	お金の管理ができますか	はい	いいえ
9	薬の管理ができますか	はい	いいえ
10	家の鍵の管理ができますか	はい	いいえ
11	食事を作れますか	はい	いいえ
12	電子レンジを使えますか	はい	いいえ
13	ガスコンロ（ガスレンジ）を利用できますか	はい	いいえ

（文献 28 より引用）

する（**表4**）[28]．なお,「普段は行っていないが，しようと思えばできる」場合や，「補助具を使用すれば1人でできる」場合も，「はい」と回答する判断基準となっている．本尺度は，**健常高齢者**，**要支援高齢者**，**要介護高齢者**の分類を目的に作成された点が特徴である．また，健常高齢者において 12/13 点をカットオフとした場合，要支援または要介護状態の新規発生に対する**予測妥当性**も確認されている[29]．

2）老研式活動能力指標（Tokyo Metropolitan Institute of Gerontology - Index of Competence：TMIG-IC）

1987 年に古谷野らによって開発された尺度である．**手段的自立**（5 項目），**知的能動性**（4 項目），**社会的役割**（4 項目）の 3 つの次元の評価項目からなる．自記式を基本として各項目に「はい」か「いいえ」で回答し，最終的に 0 ～ 13 点の合計点を算出する[30]．項目により,「～できますか」という問いと「～していますか」という問いが存在し，遂行能力と実施状態について聞き分けている点が特徴である．なお，「手段的自立」の 5 項目が IADL の評価にあたり，「知的能動性」「社会的役割」の順に，より高次な生活機能の評価となる．

3）JST 版活動能力指標（Japan Science and Technology Agency - Index of Competence：JST-IC）

2013 年に鈴木らによって開発された尺度である．**新機器利用**（4 項目），**情報収集**（4 項目），**生活マネジメント**（4 項目），**社会参加**（4 項目）の 4 つの領域から構成されている．各項目に「はい」か「いいえ」で回答し，最終的に 0 ～ 16 点の合計点を算出する．本尺度は，高齢化や生活環境の変化などの時代的背景を受け，TMIG-IC を基盤としてより高次の生活機能を捉えることを目的に開発されたものである．

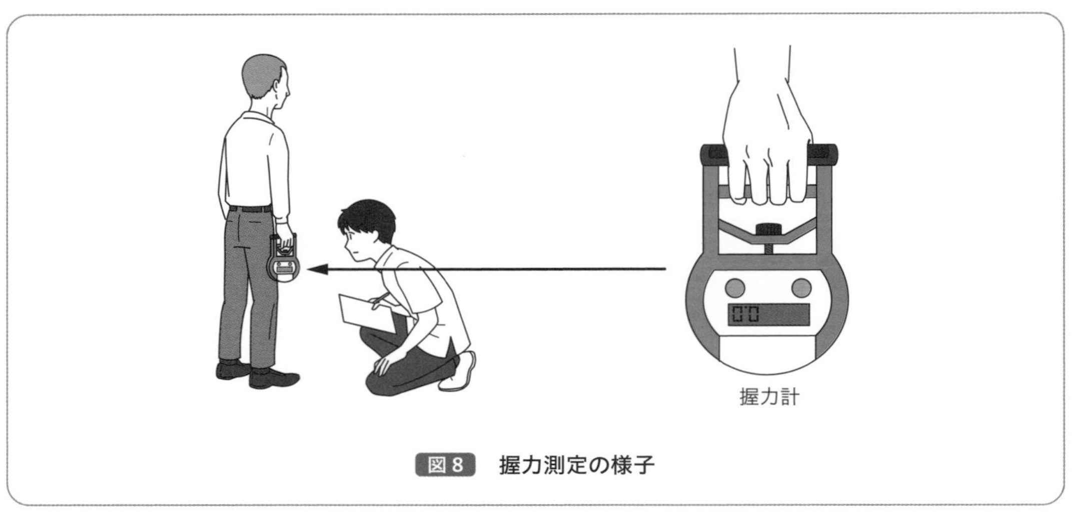

図8 握力測定の様子

❹ 運動機能のアセスメント

1）握力

握力は最も代表的な筋力評価手法であり，総合的な筋力の指標として，上肢筋力だけでなく下肢筋力や体幹筋力との関連性が確認されている[31)]．握力測定の一般的な手順は以下の通りである（図8）．

①握力計の握り幅を調整する（人差し指の第2関節が直角になるように）．

②測定開始肢位は足を自然に開いた直立姿勢とし，腕を自然に伸ばし，手は身体に触れないようにする．

③最大努力で手を握ったときの握力（kg）を計測する．

なお，心血管リスクがある場合には，運動禁忌ではないことを確認し，息を止めずに吐きながら力を入れるように教示する必要がある．また，計測値に誤差が生じる可能性があるため，測定中に手を振らないように注意する．

2）通常歩行速度

高齢者の**歩行能力**は運動機能を代表する指標と考えられており，その計測の簡便さからも，様々な場面で評価が行われている．また，障害発生や入院，死亡など様々な健康リスクと深く関連することからも[32, 33)]，特に有用な評価指標と考えられている．なお，計測に用いられる歩行路の長さは様々であるが，限られた空間での計測なども想定し，例として2.4mでの測定方法を紹介する．通常歩行速度測定の一般的な手順は以下の通りである（図9）．

①床にテープなどで線を引き，歩行路を設定する

②普段通りの速さで，歩行路を止まらずまっすぐに歩く．

③対象者の体幹が計測開始線を越えた瞬間から計測終了線を越えた瞬間の所要時間を計測する．

④所要時間を計測距離で除した歩行速度（m/秒）を記録する．

なお，測定中の転倒に備え，検査者は常に対象者の横後方に付き添って歩く．また，通常歩行速度の測定においては，明らかに普段よりも速く歩行していると判断された場合は途中で中止し，再教示を行ったうえで，あら

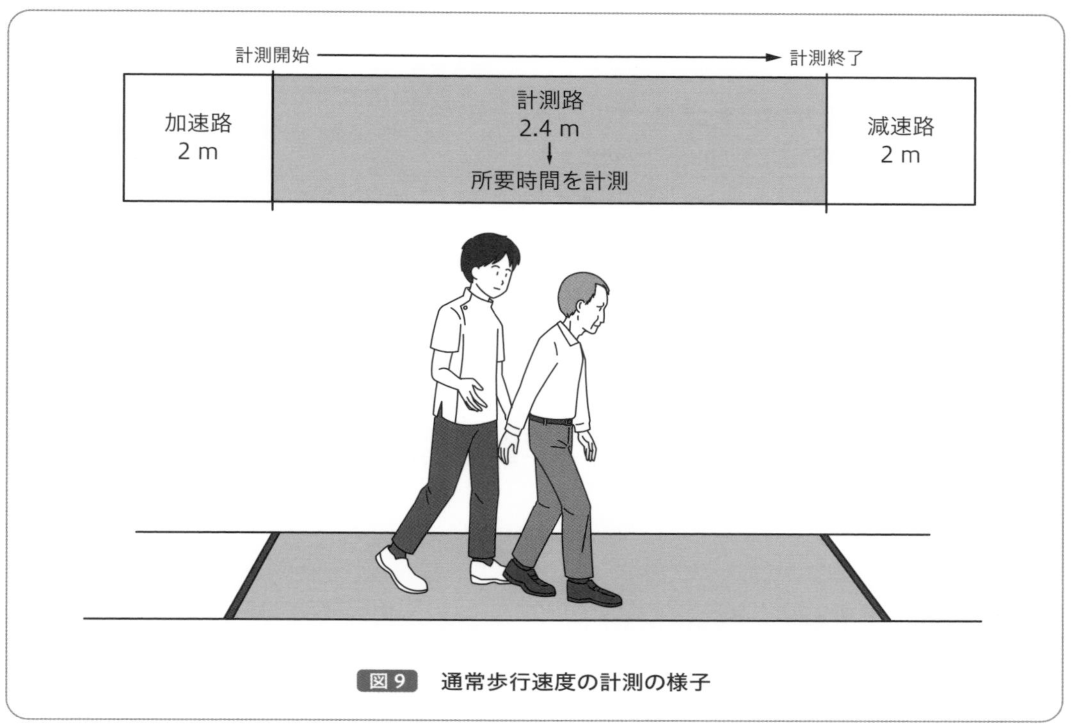

図9 通常歩行速度の計測の様子

ためて計測することも必要である．

3）身体的フレイル

身体的フレイルとは，高齢期に生理的予備能が低下することでストレスに対する脆弱性が亢進し，様々な健康問題を引き起こしやすい状態のことを指し[34]，転倒や要介護状態，死亡などのリスクを高める要因となることが知られている[8]．身体的フレイルの判定方法としては様々な基準が存在するが，Fried ら[10]が Cardiovascular Health Study に基づいて提唱した**CHS 基準**が代表的である．CHS 基準は，筋力低下，歩行速度低下，体重減少，疲労感，身体活動低下の 5 項目が含まれ，3 項目以上に該当する場合をフレイル，1 ～ 2 項目に該当する場合をプレフレイルと判定するものである．

なお，日本人と欧米人では体格や筋力に差があることから，日本版の CHS 基準（**改訂 J-CHS 基準**）が開発されており，前述の握力や歩行速度の測定に加えて質問紙による聴取を行うことで身体的フレイルの判定が可能である（**表5**）[10]．

❺ 認知機能のアセスメント

1）改訂版長谷川式簡易知能評価スケール（Hasegawa's Dementia Scale-Revised：HDS-R）

年齢，日時と場所の見当識，3 つの単語の即時記銘と遅延再生，計算，数字の逆唱，5 つの物品の記銘と即時再生，言語の流暢性の計 9 項目の問題から構成される認知機能障害のスクリーニング検査である（**表6**）[35]．30 点満点の検査であり，20 点以下の場合に認知症の疑いがあるとされている[35]．所要時間は約 6 ～ 10 分である．

表5　身体的フレイルの評価項目と判定基準（改訂 J-CHS 基準）

評価項目	該当基準
筋力低下	握力が男性で 28kg 未満，女性で 18kg 未満の場合
歩行速度低下	通常歩行速度が 1m/ 秒未満の場合
体重減少	「6 カ月間で 2 ～ 3kg 以上の体重減少がありましたか」に「はい」と回答した場合（基本チェックリスト No.11 の質問）
疲労感	「（ここ 2 週間）わけもなく疲れたような感じがする」に「はい」と回答した場合（基本チェックリスト No.25 の質問）
身体活動低下	「軽い運動・体操をしていますか」「定期的な運動・スポーツをしていますか」のいずれも「週に 1 回もしていない」と回答した場合
判定基準	3 項目以上に該当した場合：フレイル 1 ～ 2 項目に該当した場合：プレフレイル いずれにも該当しない場合：健常

（文献 10 より引用）

2）Mini-Mental State Examination（MMSE）

時間と場所の見当識，3 つの単語の即時再生と遅延再生，計算，物品呼称，文章復唱，三段階の口頭命令，書字命令，文章書字，図形模写の計 11 項目の問題から構成されるスケールである[36)]．30 点満点の検査であり，23 点以下の場合に認知症の疑いが[36, 37)]，27 点以下の場合に**軽度認知障害**（**Mild cognitive impairment：MCI**）の疑いがあるとされている[38-40)]．所要時間は約 6 ～ 10 分である．

3）Japanese version of Montreal Cognitive Assessment（MoCA-J）

視空間，遂行機能，命名，記憶，注意力，復唱，語想起，抽象概念，遅延再生，見当識の問題が含まれ，MCI の検出を目的に開発されたスケールである[41, 42)]．30 点満点の検査であり，25 点以下の場合に MCI の疑いがあるとされている[41, 42)]．所要時間は約 10 分である．

❻ 効果的な介護予防アセスメントのために

効果的な介護予防のためには，他にも口腔機能や栄養状態の評価，精神・心理的側面の評価，社会的側面の評価など多面的なアセスメントが求められ，これらを総合的に解釈することで対象者像や健康課題を正確に把握することが望ましい．

一方で，介護予防活動の現場では一度に多くの人数に対応することも多く，時間的あるいは環境的な制約が多く存在する．したがって，一つひとつのアセスメントスケールが具体的にどのような要素を反映する指標なのかを正しく理解したうえで，対象と目的に応じて適切に評価手法を選択することが重要である．

また，介護予防におけるアセスメントには，地域住民のなかからハイリスクな集団をスクリーニングする役割に加え，介護予防プログラムの効果を検証する役割がある．特に，長期的な介護予防教室を実施する場合には，プログラムの実施前後でアセスメントを行うことで，目的に沿った効果が得られているかを確認することが重要となる．

これらの検証結果から，また次の介護予防教室に向けたプログラムの精査や改善を繰り返し，**PDCA サイクル**（Plan［計画］→ Do［実行］→ Check［評価］→ Action［改善］）（II 章

表 6　改訂版長谷川式簡易知能評価スケール

No.	設問		配点
1	お歳はいくつですか？（2 年までの誤差は正解）		0　1
2	今日は何年何月何日ですか？　何曜日ですか？（年月日，曜日が正解でそれぞれ 1 点ずつ）	年 月 日 曜日	0　1 0　1 0　1 0　1
3	私たちがいまいるところはどこですか？ （自発的に出れば 2 点，5 秒おいて家ですか？病院ですか？施設ですか？のなかから正しい選択をすれば 1 点）		0　1　2
4	これから言う 3 つの言葉を言ってみてください．あとでまた聞きますのでよく覚えておいてください．（以下の系列のいずれか 1 つで，採用した系列に○印をつけておく） 1：a）桜　b 猫）　c）電車，2：a）梅　b）犬　c）自動車		0　1 0　1 0　1
5	100 から 7 を順番に引いてください． （100 − 7 は？，それからまた 7 を引くと？　と質問する．最初の答えが不正解の場合，打ち切る）	(93) (86)	0　1 0　1
6	私がこれから言う数字を逆から言ってください． （6-8-2，3-5-2-9 を逆に言ってもらう，3 桁逆唱に失敗したら，打ち切る）	2-8-6 9-2-5-3	0　1 0　1
7	先ほど覚えてもらった言葉をもう一度言ってみてください． （自発的に回答があれば各 2 点，もし回答がない場合以下のヒントを与え正解であれば 1 点） a）植物　b）動物　c）乗り物		a：0　1　2 b：0　1　2 c：0　1　2
8	これから 5 つの品物を見せます．それを隠しますのでなにがあったか言ってください．（時計，鍵，タバコ，ペン，硬貨など必ず相互に無関係なもの）		0　1　2 3　4　5
9	知っている野菜の名前をできるだけ多く言ってください． （答えた野菜の名前を右欄に記入する．途中で詰まり，約 10 秒間待っても出ない場合にはそこで打ち切る） 0 ～ 5 = 0 点，6 = 1 点，7 = 2 点，8 = 3 点，9 = 4 点，10 = 5 点		0　1　2 3　4　5

（文献 35 より引用）

-1 参照）を回すことで，より効果的な介護　　予防活動を実現することが求められる．

（牧野圭太郎）

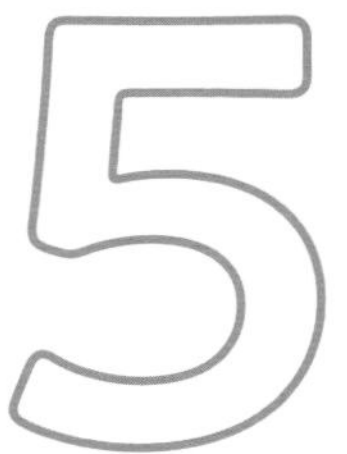

ポピュレーションアプローチとハイリスクアプローチ

❶ 介護予防戦略

疾病の予防および障害発生の予防を目指すうえでは，その目的や予防のためのアプローチ方法を整理する必要がある．フレイルや認知症を対象とした介護予防には，高齢期における社会参加，知的活動，生産活動への参加，社会ネットワークなどの活動的なライフスタイルが重要といわれている[43]．介護予防は予防医学的見地と同様に，**一次予防，二次予防，三次予防**と呼ばれる段階に適した予防戦略の適用が考えられる（図10）．

一次予防は，適切な食事や適度な運動を実施して，活動的なライフスタイルを通じてフレイルや認知症などの要介護状態になるリスクを高めないよう，多くの病気に対する抵抗力を向上させる予防戦略である．続いて，フレイルや認知症などを早期に発見し，早期対応する戦略が二次予防である．三次予防は，フレイルや認知症を発症し，何らかの日常生活活動に制限が生じながらも，リハビリテーションに取り組み，早期社会復帰を目指す予防戦略である．こうした考え方のなかで，市町村の自治体や地域ボランティアが主体となり，介護予防の普及・啓発活動や各種検診事業などが展開されている．

現在では，「健康づくりの行動を助けるための環境づくり」，「自分の体質を知って取り組む健康づくり」などを意味する**ゼロ次予防**という考え方の重要性も提唱されている．つまりゼロ次予防とは，**環境面から健康づくりを促す予防戦略**である．例えば，健康に悪影

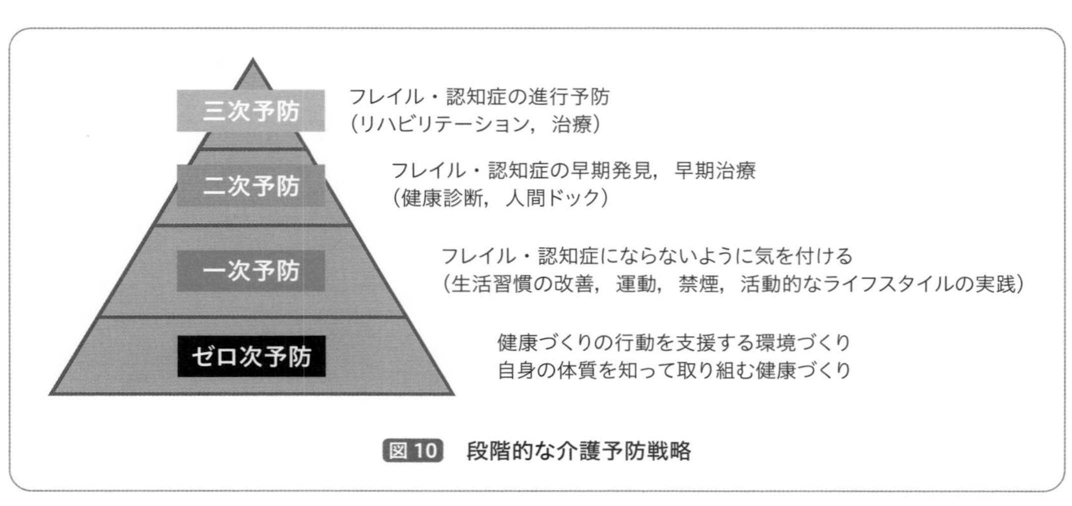

図10 段階的な介護予防戦略

響を及ぼすことが報告されているタバコを値上げし，喫煙所を減らすことで吸える環境を少なくし禁煙を促すことや，飲食店などでのカロリー表示により，適切な食事量を促すようなことも，ゼロ次予防的な戦略と捉えることができる．

❷ ポピュレーションアプローチとハイリスクアプローチ

地域で目指す健康増進・介護予防の理念は，高齢者の日常生活における自立のため，生活機能の維持・向上を目指すことである．その健康増進・介護予防の戦略としては，**ポピュレーションアプローチ**と**ハイリスクアプローチ**がある（図11）．地域住民全体を対象として介入するポピュレーションアプローチは，一次予防的な戦略となる．また，要介護状態発生のリスクとなるフレイルや認知症を早期発見し，重症化予防のための介入をするハイリスクアプローチは，二次予防的な戦略に位置づけられる．一次予防の対象者は，二次予防，三次予防に比べて圧倒的に多いのが特徴である．このような多数の集団への働きかけとなるポピュレーションアプローチは，介護予防に関する講演会などの**啓発活動**を行い，リスクが低減する方向へ集団全体を誘導することを試みる戦略である．他方，ハイリスクアプローチは，自分の生活や健康状態を振り返り，心身機能をチェックするための各種評価手法を用いて，ハイリスク者を選定して二次予防事業を実施する戦略である．

1）ポピュレーションアプローチ

メリット

集団全体へ早期にアプローチできるため，その影響は大きくなり，**多くの人々の健康増進や疾病予防に対して効果が期待**できる．

デメリット

個人への効果はハイリスクアプローチと比べると低く，不十分な介入では**健康格差を拡大**させるリスクがあることを認識する必要がある．また，目標設定が曖昧な場合，**費用対効果が低くなる**恐れもあることに注意が必要である．

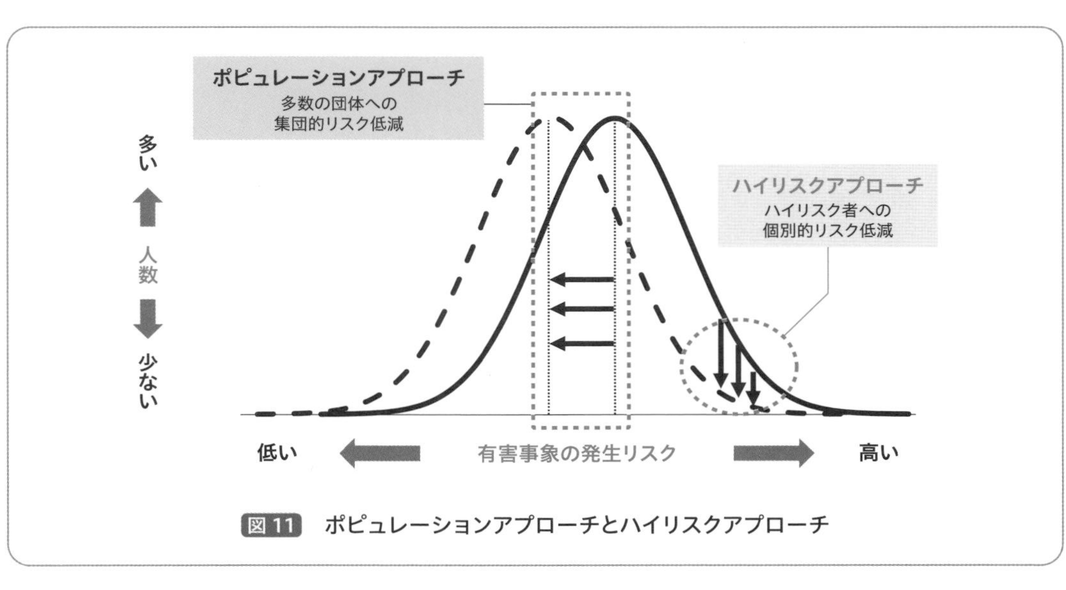

図11　ポピュレーションアプローチとハイリスクアプローチ

2）ハイリスクアプローチ

メリット

疾病のリスクを有する人への個別的介入が可能なため，**高い効果で健康リスクを予防**できる．的確な手法で対応できるため**費用対効果が優れている**と考えられる．

デメリット

効果の継続が課題となりやすく，介入後の**適切なサポート**や**長期的な治療の供給**がなければ，有害事象の発生リスクが低減できない．加えて，全体への波及効果が小さいため，ポピュレーションアプローチとの併用が推奨される．

❸ ポピュレーションアプローチとハイリスクアプローチの導入ステップ

ポピュレーションアプローチやハイリスクアプローチの導入にあたり，介護予防で取り組むべき**課題を明確化**することが重要である．

解決したい課題が集団に対する健康意識の改善であれば，ポピュレーションアプローチが最適な戦略となる．歩数計の配布や，ヘルスケアアプリケーションを活用した運動促進を図るなどの具体的な施策の実践が考えられる．なお，健康リスクの高い人を対象として個別に支援を行いたい場合には，ハイリスクアプローチが有効である．これらのアプローチは，必ずどちらか一方のみを選択しなければいけないということではなく，必要に応じて**2つのアプローチ方法を組み合わせて実践する**ことが効果的な介護予防につながるものと考えられる．

（冨田浩輝）

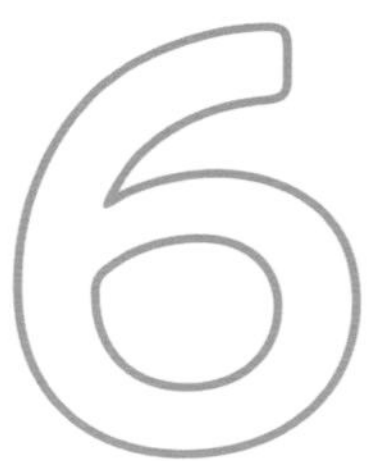

6 介護予防領域におけるICTとIoT技術の活用

❶ 情報通信技術と高齢者の保健活動

インターネットや携帯電話の普及が進んだ1990年代以降，情報社会や情報化社会といった語や概念が広く用いられるようになり，スマートフォンなどの普及とともに移動通信システムが劇的な変化を遂げ，1980年代の第1世代から2020年代の第5世代（5G）の最大通信速度は10万倍となっている．この5Gの登場によって，あらゆるモノをインターネット接続して活用することが可能となる時代が到来した．内閣府からは，科学技術政策としてわが国が目指すべき未来社会の姿としてSociety 5.0を提案している．これは，狩猟社会（Society 1.0），農耕社会（Society 2.0），工業社会（Society 3.0），情報社会（Society 4.0）に続く新たな社会を指すもので，仮想空間と現実空間を高度に融合させたシステムにより，経済発展と社会的課題の解決を両立するとされている．Society 5.0 では，現実空間のセンサーからの膨大な情報が仮想空間に集積され，このビッグデータを**人工知能（artificial intelligence：AI）**が解析し，その解析結果が現実空間の人間にフィードバックし，これまでにはできなかった新たな価値が産業や社会にもたらされる．例えば交通としては，好みに合わせた観光ルートの提供，交通渋滞の回避，自動運転支援などが想定され，生産・物流としては，工場のロボット化，輸送トラックの効率化，ドローンによる輸送などが想定される．医療や介護においては各個人のリアルタイムの生理計測データ，医療現場の情報，環境情報を含む**ビッグデータ**を AI で解析することにより，ロボットによる生活支援，リアルタイムの自動健康診断，整理・医療データの共有，医療・介護現場でのロボットによる支援が可能になるとともに，医療費や介護費などの社会的コストの削減や医療現場などでの人手不足問題の解決につながると想定されている．

このように**情報通信技術（information and communication technology：ICT）**の整備は進んでいるが，現時点で医療や介護における活用は進んでいるとはいえない状況にある．特に高齢者は IT やその端末機器操作に慣れていない現状があり，技術があっても活用されないといった状況に陥る危険性もある．また，高齢者の医療提供側では，**internet of things（IoT）**によるビッグデータの創出と AI によるビッグデータの解析が進められている．例えば**ウェアラブルデバイス**によって患者の日常生活での活動を正確にモニタリングすることが可能となり，得られた膨大なデータから AI によって予後予測を正確に行える可能性が見えてきている．また，医療画像データ解析，膨大な論文の網羅的解析，保健・医療・介護データの統合解析などのビッグデータ解析などが実施され，新しい医療の展開が図られようとしている．

❷ 高齢者の介護予防

超高齢社会に突入した日本は，要介護者の増加や介護人材の不足，社会保障費の増大など様々な課題に直面している．活力に満ちた超高齢社会を実現するには，高齢者が自立した生活を継続し，要介護状態に陥らないための予防策が求められる．介護予防のためには身体的，認知的，社会的活動をバランスよく生活のなかに取り入れ，活動的なライフスタイルを身につけることが望ましい[44]．

活動的なライフスタイルの獲得において，ICT の利活用が大きな役割を果たせるのではないかと期待が高まっている．例えば，通いの場や教室型の介護予防教室に参加しない高齢者や教室外の日常生活においてアプリケーションを利用した自己管理は介護予防に有効であると考えられる．特に新型コロナウイルス感染症の流行により，直接交流を伴わない非対面下での介護予防の取り組みが必要である．また，活動促進のためには自己の状態を客観的に把握して，活動開始のきっかけを作る必要がある．

❸ ICT を活用したアセスメント

要介護の主要な原因は認知症であり，その最大の原因疾患は**アルツハイマー病（Alzheimer's disease：AD）**である．認知症のスクリーニングの対象を AD とした場合には，まだ認知機能低下などの症状はないものの病理変化が生じている**プレクリニカルAD**の特定が望まれる．ただし，この段階のスクリーニングには脳脊髄液の摂取，ポジトロンCTを用いたアミロイドイメージングが必要となり，地域における第1スクリーニングとしての対象には向かない．そのため認知症のスクリーニングとしては**軽度認知障害（mild cognitive impairment：MCI）**を地域から抽出できるかどうかが課題となる．

MCIの判定のためには，客観的な認知機能検査の実施が必須であり，その低下の判定には年齢階級別の平均値から1.5標準偏差を超える認知機能の低下を特定する必要がある[45]．従来から実施されてきた認知機能検査は，信頼性，妥当性が検証され，認知症の診断や治療方針の策定のために有益であるが，多くの検査は年齢階級ごとの標準値や分散が明確ではなく，検査の実施に高度な知識を必要とする．そのため，地域において認知症のスクリーニングを目的とした認知機能検査の実施は限定されてきた．近年では，ICTを活用して簡便に実施可能な認知機能検査システムが多数提唱され，地域保健においても実施が可能となった．国立長寿医療研究センターでは，**National Center for Geriatrics and Gerontology-Functional Assessment Tool（NCGG-FAT）**を開発し，約9,000名の高齢者データベースを用いて，5歳年齢階級，教育歴別の標準値と分散から，客観的に認知機能の低下を把握できるシステムを開発した（図12）．NCGG-FATは，対象者へのフィードバックレポートが印刷可能であり，この評定で「1」があった場合には，MCIと同等の認知機能低下を示し，積極的な予防対策が必要であることが判断できる．

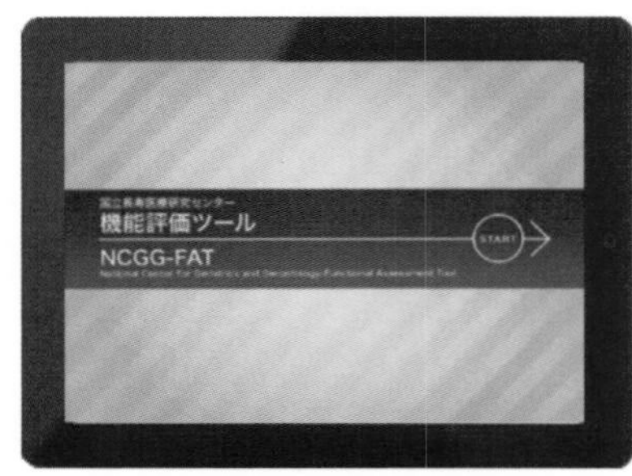

機能・要件

■MCIの判定（高齢者9,000名のDBより算出）
■自動で結果レポート作成（下中図）
■計測時間（20分）
■計測者（研修を受ければ誰でも実施可能）
■MMSEの代替検査を含む
23/24に対する判別（右下図）
NCGG-全般的認知機能検査のカットオフ値を20/21とした場合
感度：0.57，特異度：0.93，精度：0.90

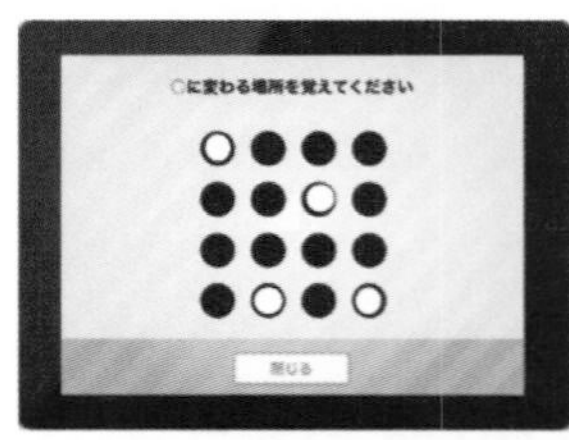

検査例：視覚的記憶検査

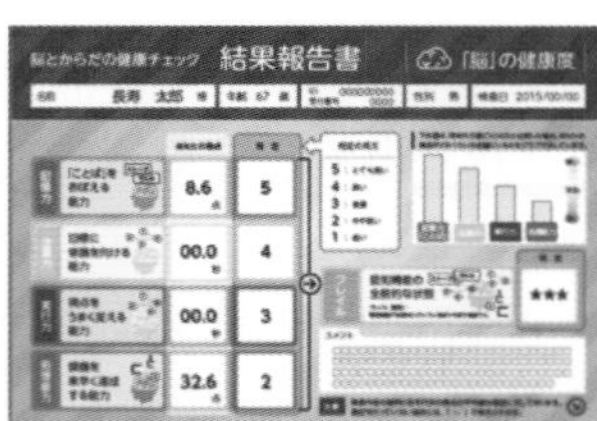

結果レポート

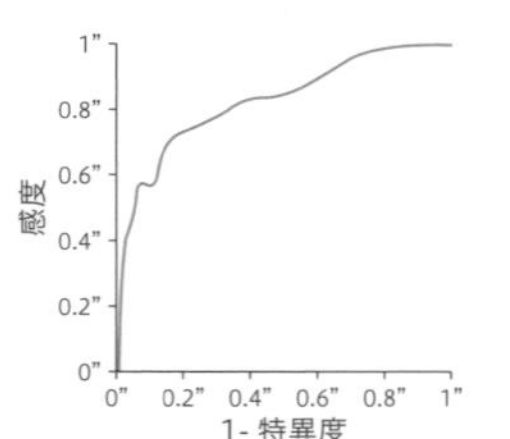

MMSE 23/24 ROC

図12 認知機能評価ツール（NCGG-FAT）

NCGG-FATはiPadのアプリケーションであり複数の認知機能検査を含むバッテリー検査である．用途に応じて検査内容を選択でき，推奨バッテリー検査は約20分でMCIの判定が可能となっている．

❹ 介護予防における ICT の活用

高齢化と核家族化が進むにつれて**独居高齢者**が増えている．自ら積極的にコミュニティに参加する高齢者がいる一方で，自宅に閉じこもりがちになり，心身機能が低下して要介護状態に陥ってしまう高齢者もいる．そこで，厚生労働省は介護予防の柱となる活動として，地域住民主体の高齢者の**通いの場**の普及を掲げた．通いの場は，地域の高齢者が定期的に集まり様々な活動を通して，他者との交流を図ることで介護予防につなげる取り組みである．しかし，新型コロナウイルスの感染拡大防止のために，全国 10 万カ所以上ある通いの場の多くが活動を自粛し，現在でも以前の状況までには回復していない．この状況が長期化すると身体活動の低下に伴う要介護状態の発生が懸念され，地域のつながりも途絶えることが危惧される．実際に地域在住高齢者 1,600 人を対象に実施したインターネット調査の結果によれば，感染拡大前（2020 年 1 月）に比べて感染拡大期間中（2020 年 4 月）に 1 週間あたりの身体活動時間が約 60 分（約 3 割）も減少したことが報告されている[46]．そこで，筆者らのセンターでは新型コロナウイルスの感染拡大防止を図りながら，介護予防の取り組みを推進することを目的として**オンライン通いの場アプリ**と命名したアプリケーションを開発した（図 13）．オンライン通いの場アプリは介護予防に役立つ情報の配信，身体的・認知的活動や外出を支援する機能，コミュニケーション機能，食事管理などをオンラインで自己管理しながら健康づくりに取り組めるアプリケーションである．現在，このアプリケーションを活用することで要介護状態の予防が可能かどうかの効果検証を進めている．

❺ 介護予防における IoT の活用

介護予防に活用されている IoT は，センサーマットやバイタルセンサーなどの接触型デバイスと，赤外線センサーやカメラなどの非接触型デバイスがある．これらのセンサーがインターネットに接続することで即時モニタリングが可能となり，時系列データの入手

12:34
通いの場
5,678
14,340

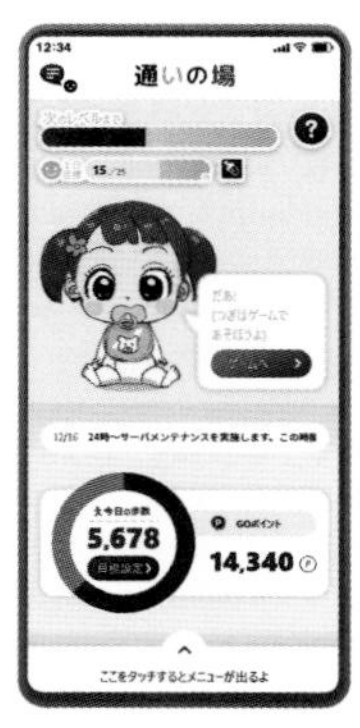

活動の実施状況のモニタリングや
キャラクターの育成機能により
モチベーションを向上

1
通いの場 おさんぽ
散歩コースを自動作成
現在地を起点に、お散歩コースをアプリが自動で作成・提案します。おさんぽコースは自由にカスタマイズすることも可能です。
2
コミュニケーション 通いの場
仲間と交流が持てる
全国の仲間とオンライン交流が可能です。日常の発見を発信したり、仲間の投稿にコメントやリアクションする事で交流を図りましょう。
3
通いの場 体操動画
自宅でできる体操盛りだくさん!!
1,000種類超の体操動画を視聴可能です。認知症予防に効果的な「コグニサイズ」も全40種類公開中。
4
通いの場 脳を鍛えるゲーム
8種類&難易度別脳トレゲーム
8種類の脳トレゲームが3つの「難易度」で楽しめます。正答率100%を目指して脳トレに挑戦しましょう!
5
通いの場 食事チェック
毎日の食事管理を画像解析で
朝昼晩と間食について、食事の写真から料理名とカロリーを自動解析して記録できます。
6
通いの場 健康チェック
健康状態をすばやく判定
毎日の歩数や獲得ポイントをグラフで確認したり、アンケートでカンタンに健康状態の判定ができます。

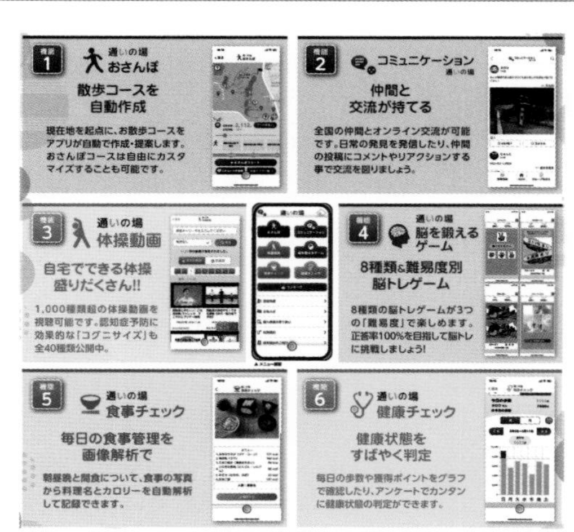

図 13 オンライン通いの場アプリ

を容易にし，多様な解析が実現する．介護予防のための介入としては，**スマートウォッチ**などにより身体活動のモニタリングを行い，活動量向上へ向けた取り組みが行われている．例えば，Apple Watch とスマートフォンの身体活動向上のコーチングアプリを連動して行った介入試験では，①毎日 10,000 歩を求めるコーチング，②1時間座った後に立つよう時間ごとに求めるコーチング，③米国心臓協会の Web サイトからのガイドラインを読むように指示するコーチング，④個人の活動パターンに基づくコーチングの 4 種類の介入の効果を検証した．その結果，すべての介入において有意に 1 日の歩数が上昇し，デジタル介入の有効性が示された[47]．

❻ ICT，IoT のさらなる利活用を目指して

ICT や IoT に対する高齢者の**リテラシー**は十分高いとはいえない状況にある．しかし，現在実施中の介入研究でスマートフォンを利用したことのない高齢者に利用促進を行っているが，参加したすべての高齢者がスマートフォンを利用して健康管理できており，高齢者に対して積極的な ICT，IoT 活用を促していく必要性を実感している．身体的な自立のための活動量向上や新しいコミュニティの創出のために，高齢者こそ ICT，IoT のさらなる利活用が必要であり，利活用を促進する地域での支援対策の充実が望まれる．

（島田裕之）

■ I 章　文献

1）厚生労働省：介護予防マニュアル．第 4 版，2022.
2）内閣府：令和 5 年版高齢社会白書．2023.
3）厚生労働省：令和 4 年国民生活基礎調査．2022.
4）厚生労働省：令和 5 年版厚生労働白書．2023.
5）厚生労働省：介護予防．https://www.mhlw.go.jp/stf/seisakunitsuite/bunya/hukushi_kaigo/kaigo_koureisha/yobou/index.html.（2023 年 10 月 9 日引用）
6）厚生労働省老健局：地域リハビリテーション支援事業の概要．介護保険制度をめぐる状況について．https://www.mhlw.go.jp/content/12601000/000482328.pdf（2023 年 10 月 9 日引用）
7）一般社団法人日本リハビリテーション病院・施設協会：地域リハビリテーション体制推進に向けた実態調査事業．令和 3 年度老人保健事業推進費等補助金 老人保健健康増進等事業，2022.
8）Fried P, et al：Frailty in older adults：evidence for a phenotype. J Gerontol A Biol Sci Med 56（3）：M146-M156, 2001.
9）Rockwood K et al.：A brief clinical instrument to classify frailty in elderly people. Lancet 353（9148）：205-206, 1999.
10）Satake S, Arai H et al.：The revised Japanese version of the Cardiovascular Health Study criteria（revised J-CHS criteria）. Geriatr Gerontol Int 20（10）：992-993, 2020.
11）野藤　悠，清野　諭：フレイルとは：概念や評価法について．地域医学 32（4）：312-320，2018.
12）Dartigues JF, Amieva H, et al：Cognitive frailty：rational and definition from an（I.a.N.a./i.a.g.g.）international consensus group. health & aging 18（1）：95, 2014.
13）Makizako H, et al：Social Frailty in Community-Dwelling Older Adults as a Risk Factor for Disability. JAMDA 16（11）：1003. 2015.
14）Tanaka T, et al：Oral Frailty as a Risk Factor for Physical Frailty and Mortality in Community-Dwelling Elderly. J Gerontol A Biol Sci Med Sci 73（12）：1661-1667, 2018.
15）Lyu W, et al：Associations of multi-faceted factors and their combinations with frailty in Japanese community-dwelling older adults：Kashiwa cohort study. Arch Gerontol Geriatr 102：104734, 2022.
16）Livingston G, et al：Dementia prevention, intervention, and care. Lancet 390（10113）：2673-2734, 2017.
17）WHO ガイドライン『認知機能低下および認知症のリスク低減』邦訳検討委員会：認知機能低下および認知症のリスク低減 WHO ガイドライン．2020.
18）World Health Organization：Risk reduction of cognitive decline and dementia WHO Guidelines.
19）Bateman, RJ et al：Dominantly Inherited Alzheimer, N. Clinical and biomarker changes in dominantly inherited Alzheimer's disease. N Engl J Med 367（9）：795-804, 2012.
20）Shimada H, et al：Combined prevalence of frailty and mild cognitive impairment in a population of elderly Japanese people. J Am Med Dir Assoc 14（7）：518-524, 2013.
21）Voss MW, et al：Bridging animal and human models of exercise-induced brain plasticity. Trends Cogn Sci 17（10）：525-544, 2013.
22）Northey JM et al：Exercise interventions for cognitive function in adults older than 50：a systematic review with meta-analysis. Br J Sports Med 52（3）：154-160, 2018.
23）Gavelin HM, et al：Combined physical and cognitive training for older adults with and without cognitive impairment：A systematic review and network meta-analysis of randomized controlled trials. Ageing research reviews 66：101232, 2021.
24）Shimada H, et al：Effects of Combined Physical and Cognitive Exercises on Cognition and Mobility in Patients With Mild Cognitive Impairment：A Randomized Clinical Trial. J Am Med Dir Assoc 19（7）：584-591, 2018.
25）Ngandu T, et al：A 2 year multidomain intervention of diet, exercise, cognitive training, and vascular risk monitoring versus control to prevent cognitive decline in at-risk elderly peo-

ple (FINGER)：a randomised controlled trial. Lancet 385 (9984)：2255-2263, 2015.
26) Andrieu S, et al：Effect of long-term omega 3 polyunsaturated fatty acid supplementation with or without multidomain intervention on cognitive function in elderly adults with memory complaints (MAPT)：a randomised, placebo-controlled trial. Lancet Neurol 16 (5)：377-389, 2017.
27) 鈴木隆雄：介護予防のための生活機能評価に関するマニュアル．改訂版，2009.
28) 島田裕之：要支援者の IADL 等に関する状態像とサービス利用内容に関する調査研究事業．2013：https://www.ncgg.go.jp/ncgg-kenkyu/documents/roken/rojinhokoku2_24.pdf.
29) Makino K, et al：Predictive Validity of a New Instrumental Activities of Daily Living Scale for Detecting the Incidence of Functional Disability among Community-Dwelling Older Japanese Adults：A Prospective Cohort Study. J Environ Res Public Health 17 (7)：2291, 2020.
30) 古谷野亘：地域老人における活動能力の測定 — 老研式活動能力指標の開発．公衆衛生 34：109-114，1987.
31) Rantanen T, et al：Maximal isometric muscle strength and socioeconomic status, health, and physical activity in 75-year-old persons. Age Ageing 23 (2)：132-137, 1994.
32) Cesari M, et al：Added value of physical performance measures in predicting adverse health-related events：results from the Health, Aging And Body Composition Study. JAGS 57 (2)：251-259, 2009.
33) Studenski S, et al：Gait speed and survival in older adults. JAMA 305 (1)：50-58, 2011.
34) 日本老年医学会：フレイルに関する日本老年医学会からのステートメント，2014.：https://www.jpn-geriat-soc.or.jp/info/topics/pdf/20140513_01_01.pdf.
35) 加藤伸司：改訂長谷川式簡易知能評価スケール（HDS-R）の作成．老年精神医学 2（11）：1339-1347，1991.
36) Folstein MF, et al：”Mini-mental state”. A practical method for grading the cognitive state of patients for the clinician. J Psychiatr. Res 12 (3)：189-198, 1975.
37) Tsoi KK et al：Cognitive Tests to Detect Dementia：A Systematic Review and Meta-analysis. JAMA internal medicine 175 (9)：1450-1458, 2015.
38) Tariq SH et al：Comparison of the Saint Louis University mental status examination and the mini-mental state examination for detecting dementia and mild neurocognitive disorder--a pilot study. The American journal of geriatric psychiatry：AM J Geriatr Psychiatry 14 (11)：900-910, 2006.
39) Saxton J, et al：Computer assessment of mild cognitive impairment. Postgrad Med 121 (2)：177-185, 2009.
40) Kaufer DI et al：Cognitive screening for dementia and mild cognitive impairment in assisted living：comparison of 3 tests. JAMDA 9 (8)：586-593, 2008.
41) Nasreddine ZS, et al：The Montreal Cognitive Assessment, MoCA：a brief screening tool for mild cognitive impairment. JAGS 53 (4)：695-699, 2005.
42) Fujiwara Y, et al：Brief screening tool for mild cognitive impairment in older Japanese：validation of the Japanese version of the Montreal Cognitive Assessment. GGI 10 (3)：225-232, 2010.
43) Wang HX, et al：Late-life engagement in social and leisure activities is associated with a decreased risk of dementia：a longitudinal study from the Kungsholmen project. Am J Epidemiol 155 (12)：1081-1087, 2002.
44) Shimada H, et al：Lifestyle activities and the risk of dementia in older Japanese adults. GGI 18 (10)：1491-1496, 2018.
45) Albert MS, et al：The diagnosis of mild cognitive impairment due to Alzheimer's disease：recommendations from the National Institute on Aging-Alzheimer's Association workgroups on diagnostic guidelines for Alzheimer's disease. Alzheimers Dement 7 (3)：270-279, 2011.
46) Yamada M, et al：Effect of the COVID-19 epidemic on physical activity in community-dwelling older adults in Japan：A cross-sectional online survey. J Nutr Health Aging 23：1-3, 2020.
47) Shcherbina A, et al：The effect of digital physical activity interventions on daily step count：a randomised controlled crossover substudy of the MyHeart Counts Cardiovascular Health Study. Lancet Digit Health 1 (7)：e344-e352, 2019.

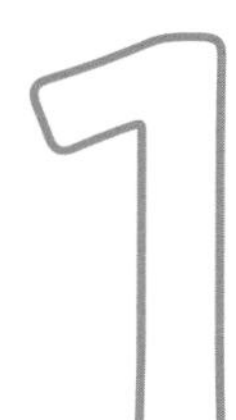

介護予防教室を行うための準備

❶ 介護予防教室を実施するための準備に向けて

介護予防教室では介護認定の発生を抑えるため，機能や状態の維持・向上が重要である．それらを目標とした活動には，実践できる場の提供や習慣化，**ヘルスリテラシー**の向上を図る教育などが重要である．機能や状態の維持・向上は教室実施の目標であり，参加者にとっても教室に対して期待する内容である．

❷ 準備を進める前に

準備にあたり全体像の把握のため，まずは目的・目標を設定し，それを達成するためプログラム計画や準備を進め，プログラム中や後では次に向けた最適な結果を得るように調整するという，立案・企画・実施とその調整サイクルが重要である．その際に事業の運用サイクルである PDCA（Plan Do Check Action）や，レクリエーション・教室の企画・運用サイクルに適応できる APIE（Assessment Plan Implementation Evaluation）[1)]などの考え方に基づいて教室を設計すると運用に取りかかりやすい（図1）．他にも TRAM（Therapeutic Recreation Accountability Model）[2)]なども医療・福祉におけるレクリエーションなどの適応に有用である．

これらのサイクルに共通しているのは，計画・実施・評価から，その後の評価に基づく調整・改善という過程である．介護予防教室は介護認定となることの抑制を目的とするが，そのために内容を立案・企画するには，何を維持し改善する教室とするかの目標設定が重要である．その目標を達成するための手法として，プログラムや人・環境の準備，適切な対象の設定などを行う．また教室を実施した結果として，その目標が達成されているかの評価を受けたうえで，適切に調整・修正を行う．このようなサイクルが，長期的には教室の目的達成や維持につながる．

❸ 教室実施前の検討・準備

介護予防教室を実施する前に検討する事項は，環境，人材などのハード面，そしてプログラム準備や評価項目検討などのソフト面である．

1）教室で維持・向上を目指す目標の検討

介護予防のためには関連する因子・状態に着目し，何を維持・改善するかを目標として設定するための検討が必要である．**身体機能**，**認知機能**，**口腔機能**などの機能，栄養や**フレイル**といった状態の維持・改善を目標としたり，介護予防につながる身体，認知，社会活動といった活動そのものの維持・向上を目標とすることもある（Ⅰ章-4参照）．そのために，参加者の機能・状態をプログラム参加前

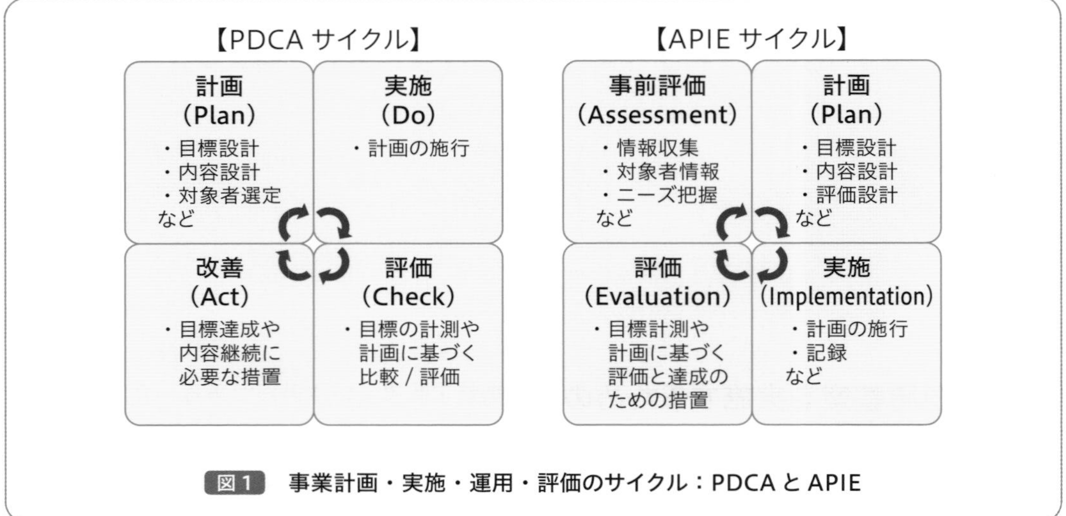

図1 事業計画・実施・運用・評価のサイクル：PDCA と APIE

後で評価することが重要である．機能や状態の評価は多岐にわたり，これらを開始前や実施中，実施後などに評価し，調整や改善をすることで，より有意義なプログラム展開や，参加者のモチベーションの維持・向上へつなげることができる．

これらを検討する際には，見込まれる参加者の属性やプログラム実施期間などから，効果を期待できる適切な目標（機能・状態の改善）を掲げることが重要である．例えば，“身体的フレイルにある高齢者を対象に6カ月の期間で運動習慣を獲得してもらい，身体機能（歩行速度，握力など）の維持向上を図る”といった目標設定である．一方で，“一般健常高齢者を対象として3カ月で認知症発症を防ぐ目標”などとすることは，実施期間の短さや，発症防止に関連する因子の検討が不足しているなどの懸念があげられる．

2）参加者

対象とする参加者をどのような**属性**の集団とするかを検討する．大別としては，「誰でも参加が可能な一般高齢者対象」とするか，「特定の機能や状態が低下しているハイリスクの者」を対象とするかである（I 章-5 参照）．他には，プログラムの参加・実施が可能か否かという点から**運動禁忌**などの特定条件を有していないかや，特殊な条件として，スマートフォンへの習熟状況などの基準を設ける場合が想定される．

3）内容の検討

次に，どのようなプログラムでその目標を達成するかを検討する．介護予防教室のプログラムは，要介護につながる機能や状態の維持・向上を図るものや，介護予防に寄与する活動の維持・向上を図るものなどがある（Ⅲ章参照）．また，特定の内容にしぼらず様々な内容により介護予防を目指す，**複合プログラム**を展開する教室も可能である．

プログラムを検討する際には，教室の**実施期間を設定する**必要がある．数カ月単位から年単位の期間があるが，目標とする項目・内容とあわせて考慮し，その維持や改善を可能とする期間設定が必要となる．さらに，教室内の活動のみで効果を得ようとするか，あるいは，参加者の生活のなかでも活動・プログラムを実践してもらい効果を得ることを目指すか，という観点も重要である．特に，教室外での活動実践を含むプログラムの場合は，**活動の習慣化**を目指すための工夫を組み入れる．例えば，自宅での宿題として活動の具体案を提示したり，日記やスマートフォンの記録などの振り返りによる活動実施状況のモニタリングを導入する．

4）環境の準備

プログラムを実施するためには環境の確認および必要に応じた調整が必要である．教室を行う場所の選定から，使用するためにはどのような手続きが必要か，参加人数には上限があるか，使用できる時間帯は自由か限られるか，施設使用は有料か無料か，などの項目を確認する．公園など誰でも利用可能な施設であっても，定期的な活動や集団で利用する場合などは時間，人数，場所などの申請が必要であることも多いため注意が必要である．また，施設によっては，一般利用者と併用となるため，占有しないといった調整が必要な場合が多い．

プログラム実施に**物品**を利用する場合は，その準備も必要である．物品は教室の主催者が準備して教室開催時に貸与する場合や，参加者自身が準備して教室参加時に持参してもらい利用する場合がある．これらの検討は準備する物品の価格帯や，プログラムで利用する物品を用いた活動を習慣化してもらうかなどの点から検討する．また，近年では活動の習慣化やモニタリングに**スマートフォンのアプリケーション**を活用した教室も展開されている．特に無料で公開されているアプリケーションなどは環境整備の手段として活用できる（例：オンライン「通いの場アプリケーション」，Ⅰ章-6参照）[4]．

5）人材の準備

介護予防教室の実施には，プログラムを担う**人材**が必要である（Ⅱ章-3，Ⅳ章参照）．人材の選定や養成のためには，実施のために必須である能力と，プログラム内容をより充実させるために要する能力を分別すると検討をしやすい．その基準に基づき，一般の方が実施可能か，専門の技能や知識をもっている人でなければ難しいかなどの観点から，人材の選定・養成を図る．

人材の選定が自組織からか組織外からかによっても注意すべき点は異なる．特に外部から選定する場合は，周知や募集を含めた準備が必要であるため，余裕をもったスケジューリングとする．**募集**は一般求人の利用や行政の広報・ホームページなどへの掲載などがある（Ⅳ章-3参照）．また，募集にあたりプログラム実施を担う人材への**謝礼の有無**も，教室全体の予算から検討する必要がある．

6）リスク把握

教室内での**事故・有害事象**については開始前から検討し，できる限りの**予防策・対策方法**を確定しておく（Ⅱ章-2参照）．

例えば運動プログラムでは，プログラム内容から生じるリスク（運動強度設定など），環境から生じるリスク（実施コースの安全性など），参加者特性から生じるリスク（高血圧や糖尿病など）などが考えられるため把握しておく．リスクが生じた際の対応方法を決め，教室で何か生じた際に迅速に対応ができるように体制を整えておく．

7）プログラム実施の周知，対象者の募集

プログラム内容，実施形態，ターゲットとする対象者など，教室の全体像が決まったら，参加してもらいたい集団に対して，**周知・募集**および**説明会**などを実施する．周知の方法

は様々あり，広報や行政が運営しているホームページなどを利用することができる．また，公共施設，医療施設，商業施設など，地域のハブとなる施設を利用した情報掲示も周知として有用である．他には，タウン誌などの一般誌の利用やダイレクトメールなどもある．特にダイレクトメールの場合，行政関係の事業であれば行政の名称やロゴなどを添付することで開封率の向上を見込むことができる．

8）教室の維持・継続

教室の維持・継続をどのように図るか，教室開始前に検討を進めておくことも重要である．介護予防のための活動は短期で終わるのではなく，長期にわたって実践を継続するほうが効果を見込める．そのためには，活動の場となる施設などの状況，教室の運営やプログラムには指導者が必要か，自身の生活のなかで実践できるものとして習慣化してもらうかなどを検討・確定しておく．必要であれば活動の主体を主催者から参加者へ移行できるようなプログラムを組むことも重要である．また，教室での実施内容を記録しておく．記録によって，教室の開始から終了まで時間軸に沿った内容が明確になり，今後の教室の維持・継続に向けた重要な資料となる．

❹ 教室中・後の動き

教室中・後では，①実施内容の記録，②参加者への評価とフィードバック，③プログラムの調整・改善を行うことがポイントとなる．前述した評価に基づく調整・改善のサイクルから最適なプログラムに更新し，より効果的な介護予防教室を展開・継続していくことが必要である．

（原田健次）

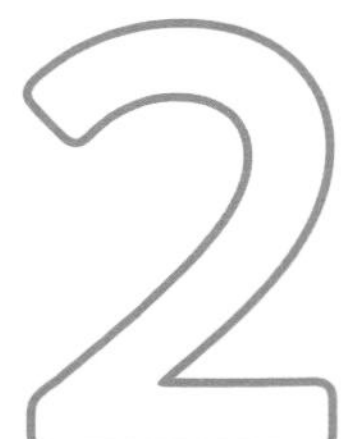

2 介護予防教室におけるリスク管理

❶ リスク管理とは

介護予防教室を運営する際の**リスク管理**として，参加した高齢者に危害やトラブルが及ぶことなく，安全に運営するための取り組みが必要である．高齢者特有のリスクとともに，介護予防教室の実施における事故やケガの発生（アクシデント）の防止に向けた注意点を整理する．

リスク管理は，事故（トラブル）を予測し，それを未然に回避するための**予防策**と，事故（トラブル）の被害を最小限に食い止めるための**事後対応策**とに分類できる（**図2**）．

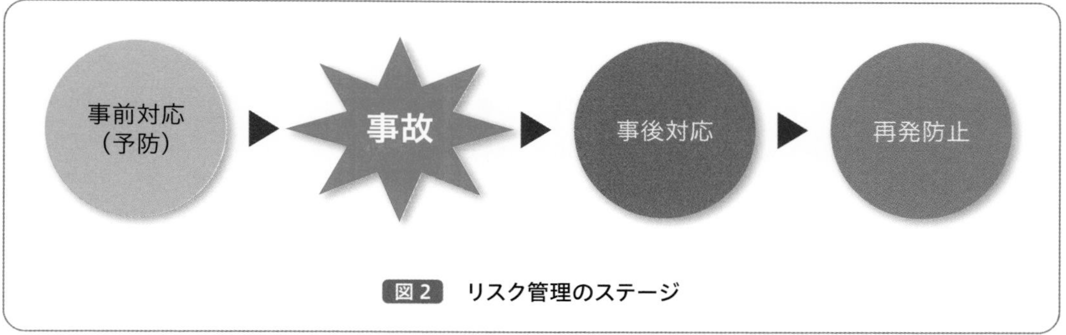

図2 リスク管理のステージ

表1 転倒予防のための確認事項

屋外での活動
①靴はきちんと履いていますか，靴紐はほどけていませんか
②階段ではなくスロープを使用するように声掛けしていますか
③路面が濡れていたり，滑りやすい場所はありませんか
屋内での活動
①靴や靴下の着脱は座って行っていますか
②参加者の導線に配線コードや障害物はありませんか
③キャスター付きの机はロックされていますか

❷ 高齢者特有のリスク

高齢期では，加齢に伴う循環器系の問題，筋力低下，バランス能力低下，認知機能低下，視力や聴力などの感覚器機能の低下が現れ，**転倒・骨折**などの事故を起こす可能性が高くなる．

介護予防教室において，最も注意すべき損害事象も転倒である．転倒の危険性は加齢による様々な機能低下によって高まるが，環境要因が加わることによって，さらに高まる．安全な介護予防教室実施のためには，転倒にかかわる要因をできるだけ排除することが望ましいが，筋力，バランス能力や認知機能などの内的要因は容易に取り除くことができない．したがって，会場内における**外的要因を排除**する工夫と努力が，現実的かつ有効な対策である（表1）．

❸ 介護予防教室開催時の確認事項

1）介護予防教室の開催前

前日および当日の朝に介護予防教室実施日の暑さ指数が 28 以上の場合，屋外における運動は中止する．環境省の LINE 公式アカウント「環境省」を友だち追加すると，**熱中症警戒アラート**の発表や暑さ指数の情報を受け取ることができる．

雨天や降雪時，当日の朝 6 時の時点もしくはそれ以降に，警報（特別警報含む）や緊急事態宣言が発令された場合は，当日の運動教室は中止とする．

2）運動実施前

運動実施前には，表2 のチェック項目に従って**体調確認**することが望ましい．

また，**脈拍測定のセルフチェック**を行い，運動前から心拍数が高くないかも確認する

表2 運動実施前のチェック項目

	チェック項目
1	検温にて37°C以上の熱がある
2	咳や痰が出て風邪気味である
3	吐き気があり，気分が悪い
4	足腰に強い痛みがある
5	強い頭痛やめまいがする
6	下痢をして腹痛がある
7	少し動いただけで息切れや動悸がする
8	通常はない，胸の痛みがある

脈拍測定

・15秒間で20拍
→心拍数は80拍/分

・15秒間で30拍
→心拍数は120拍/分

※運動前から120拍/分超または50拍/分以下の場合は軽い運動に留める

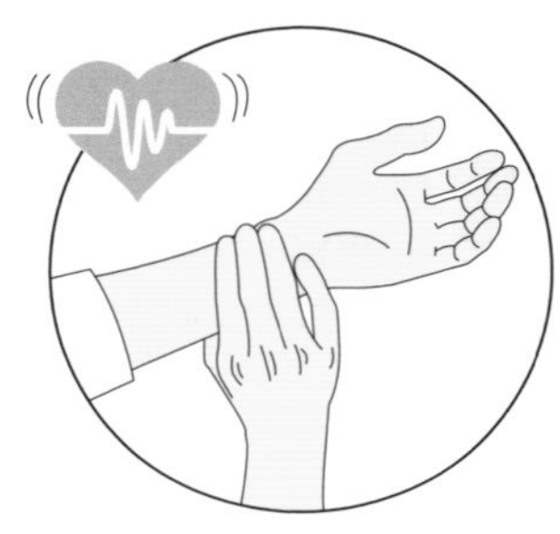

図3 脈拍測定方法

（図3）.

3）運動実施中・運動後

介護予防教室において運動を実施する場合，適切な**運動強度**の設定が重要である．運動の指導現場でよく利用されているのは，脈拍を目安とした運動負荷の設定方法である．しかし，運動耐容量が低下し易疲労性を有する高齢者にとっては，運動時の脈拍変化と自覚強度が一致しない場合も少なくない．また，年齢を用いて予測する心拍数による運動強度は個人差が大きい．他にも，降圧薬（β遮断薬）を内服していたり，心拍数の低下作用のある薬剤を内服している高齢者は心拍数や血圧の上昇が抑制されるため，オーバーワークに陥りやすい．このような事態を防ぐため，脈拍測定と併行して**自覚的運動強度**を聴取することが望ましい．

運動中は全体に目を配りながら，常に対象者の表情や顔色を観察し，疲労がないかをチェックする（図4）．必要があれば，適度に休息をはさみながら運動を進める．また，異変が確認された場合，もしくは本人の訴え（気分が悪いなど）があった場合には，速やかに管理者へ報告・相談する．

❹ 緊急時の対応

緊急時の対応に関しては，事前に作成した**事故対応マニュアル**に従って行動する．図5

①自覚的運動強度

主観的運動強度（ボルグ・スケール）	
6	
7	非常に楽
8	
9	かなり楽
10	
11	やや楽
12	
13	ややきつい
14	
15	きつい
16	
17	かなりきつい
18	
19	非常にきつい
20	

ややきつい，息は弾むが，会話問題なくできる程度となるよう対象者に教示する

②表情

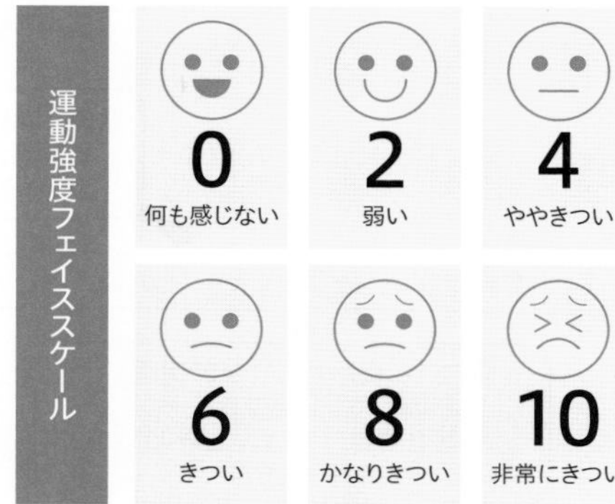

疲労や過度な息切れがないか確認する

③脈拍測定

- □ 安静時心拍数と年齢から運動負荷を推定する
- □「中強度」とを目安にする（下図）
- □ 140拍/分を超えている場合は運動負荷が高すぎる可能性がある

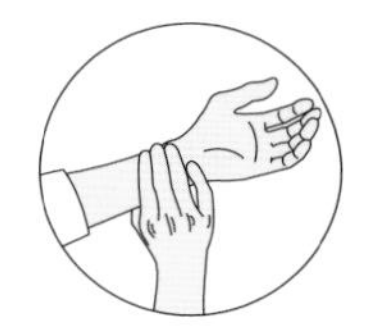

中強度		年齢（歳）					
		65	70	75	80	85	90
安静時心拍数（拍／分）	60	121	119	117	115	113	110
	70	125	123	121	119	117	114
	80	129	127	125	123	121	118

図4　運動中のチェック項目

に事故発生時の緊急対応のフローチャートの例を示す．

1）緊急時の確認方法

事故発生後，意識，呼吸，脈拍，および外傷を確認する．

①**意識**：肩をたたいて耳もとで呼びかける，手を握らせる，手の甲をつねるなどして意識の有無を確認する．

②**呼吸**：鼻や口に自分の頬を近づけ呼吸の有無を確認する．胸や腹部の上下動を目視で確認する．呼吸が20回/分以上の場合は要注意である．

③**脈拍**：手首や頸動脈に指をあてて脈拍を確認する．脈が異常に遅い場合（50拍/分以下）や早い場合（120拍/分以上），乱れている場合は要注意である．

④**外傷**：目視で確認する，可能であれば直接皮膚を見る．その際，出血している可能性があるため，血液に触れないように注意する．

2）緊急時の対応

確認項目をチェックし，意識がない，呼吸がない，脈がない場合は，まず大きな声で人を呼ぶ．近くに医療従事者がいる場合はその

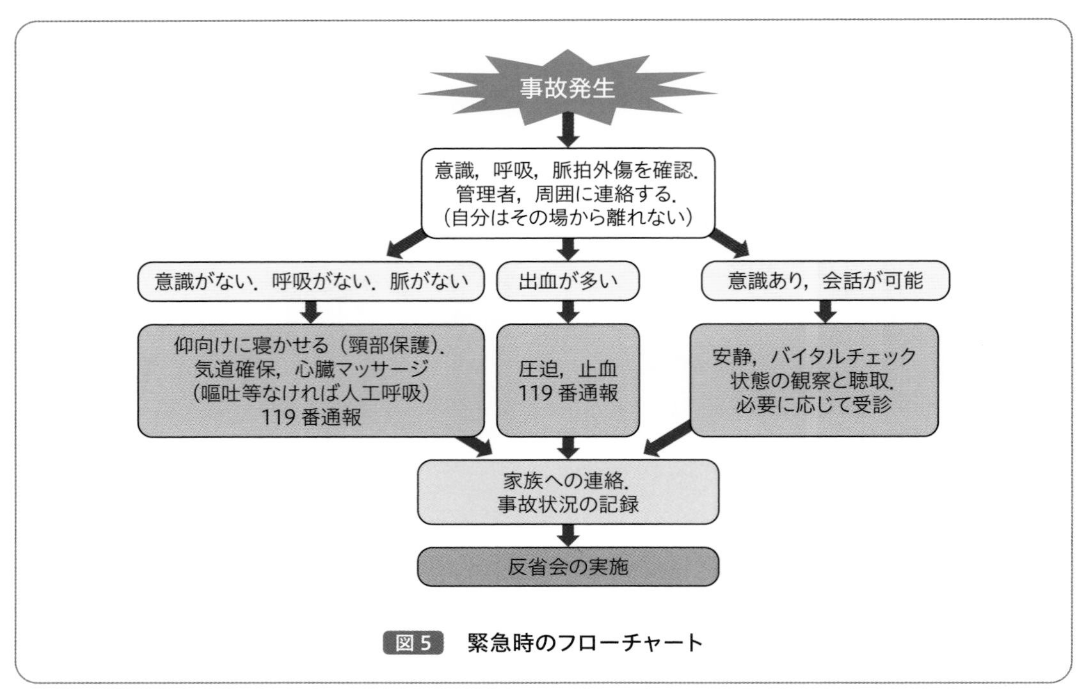

図 5 緊急時のフローチャート

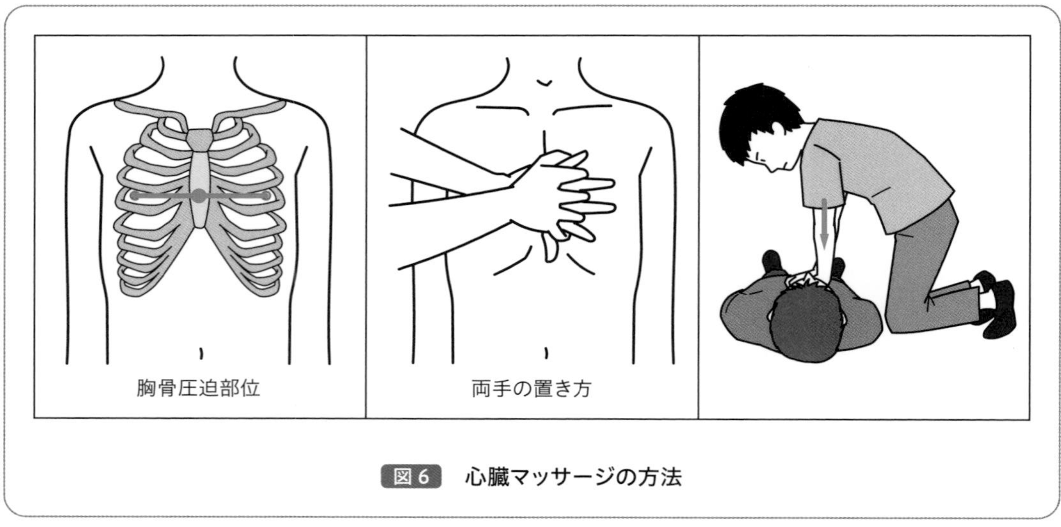

図 6 心臓マッサージの方法

指示に従い，いない場合は 119 番通報する．以下に一般的な緊急時の対応方法を示す．

①**体位変換**：気道確保や心臓マッサージのため，うつ伏せの場合は仰向けにする．
頸部をひねらないように保護しながら，できれば 2 人以上で行う．

②**心臓マッサージ（図 6）**：胸の真ん中（乳頭と乳頭を結ぶ線の中央）に手を添える．他方の手をその手に重ね，肘をまっすぐに伸ばして体重をかけながら手の付け根で強く圧迫する．一定のスピードで垂直に胸部を圧迫する．

③**気道確保**：片手を額にあて，もう一方の手の人差し指と中指をあごにあて，持ち上げ

報告書作成日（西暦）　　年　　月　　日
報告者　氏名

☑事　故・□ヒヤリハット　　報告書

発生日時	月　日　時　分頃 詳細な時間が不明な場合は推定日時を記入	発見日時	時　分頃（24時間表記）
対象者氏名	（　歳）	男・女	ID
事故種類	歩行中の転倒	発生場所	
発生時・発見時の状況	運動教室開始前・教室中・教室後・その他（　　）（○をつける） ・教室終了後，教室の一部の方と駐車場に向かっている中，「お疲れ様でした」と声かけをしたところ○○様から「はい」と返答があった ・挨拶から3分後，駐車場の入口あたりで，道に倒れている○○様を発見 ・縁石に気が付かずにつまずかれて前のめりに転倒したとのこと ・出血はない ・転倒後，意識ははっきりしていたが，足に痛みを訴えられた		
発生要因	・教室時は普段通り参加されており，体調は普通だった ・縁石が突出していたが，気が付かず足をつまずいてしまったと考えられる		
体調異変・ケガ等の状況及びその対応	（ケガ，バイタルサイン等の状況） ・呼吸は安定，出血なし ・痛がっている部位に腫れや変形がないか，動かすことができるのかを確認 ・動かないようにし，隣で救急車を待つ ・救急車が到着		
	（対応の状況） ・安全な場所に移動後，ただちに事務局（担当者名）に報告（時刻），病院に連絡 ・家族に連絡するか，○○様に聞いて電話 ・事務局（担当者名）に○○病院であることを伝える		

図7　インシデントレポートの例

て気道を確保する．

④**人工呼吸**：救助者が人工呼吸の訓練を受けており，それを行う技術と意志がある場合は実施する．標準的には感染防護具を使用する．患者の鼻を指でふさぎ，自分の口で相手の口をふさぐように覆い，相手の胸が膨らむように息を吹き込む．1秒に1回の割合で2回吹き込む．30回の心臓マッサージと2回の人口呼吸のサイクルを繰り返す．しかし，嘔吐物などがある場合や救助者が1名の場合などは心臓マッサージを優先する．

❺ インシデントレポート

リスクを把握（予測）するためには，過去の経験や事例から学ぶのが効率的である．事故やヒヤリハット発生後は**インシデントレポート**（図7）を活用し，**再発防止策**を考える．決して，インシデントレポートによって事故当事者の責任を追及しない．

リスク管理においては，「人はミスを起こ

す」という前提に立って対策を講じる．ミスを起こした原因の究明だけでなく，ミスを起こしても重大な事故（トラブル）に至らないような仕組みを構築することが大事である．実際に対象者の体調異常や事故が発生してしまった場合は，その場での事務局や緊急連絡先への連絡のほか，別添えの事故報告書を作成する．

また，介護予防教室が終了した帰宅後に状態の確認をする．そのために，事前に参加者の連絡先および緊急連絡先を聴取し連絡網を作成しておく必要がある．

（下田隆大）

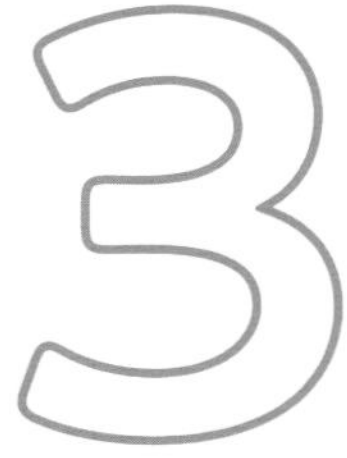

介護予防教室におけるスタッフの役割

❶ 介護予防教室におけるスタッフの役割とは

「介護予防教室のスタッフ」と聞いて思い浮かべるのは，教室の現場で活躍するインストラクターのイメージかもしれない．しかし，それ以外にも大事な（実際の教室中には見えない）役割がいくつもあり，それらの役割をスタッフが理解することで，最終的に介護予防教室の成功につながる．

ここでは，大事にしたいスタッフの役割を大きく３つに分ける．①実施母体の声を参加者へ広く正確に届けるための**スピーカーとしての役割**，②実際に**教室を実施する役割**，③参加者の声をひろって実施母体へ届ける**インタビュアーの役割**である．

❷ 役割①　実施母体の声を参加者へ届けるスピーカーとしての役割

1）教室の目的を理解する

教室の目的を理解することは介護予防教室に携わるうえで重要であり，教室をとりしきるスタッフには欠かせない．一口に介護予防教室といっても，そのやり方はいくつも考えられる（身体活動，知的活動，社会活動，またはその組み合せなど）．目的にそわないことを行ってしまうと実施母体が本来目指した効果が出にくくなるばかりか，教室の目的に賛同した参加者も「思っていたものと違う」と戸惑ってしまうため，まずは介護予防教室の目的を理解することが大切である．

実施母体が地域の介護予防教室を開く過程では，必要な準備を行って臨んでいると思われる．しかし，実施母体とスタッフの連携ができていない場合は，サポート体制（人材養成，教材，物品など）がいかせず，満足な介護予防教室にならない可能性が高まってしまう．

2）目的を参加者へ伝える

小規模な実施形態では，実施母体とスタッフの交流が深まりやすくなる．このような環境下であれば，実施母体の目的はスタッフおよび参加者へ比較的伝わりやすくなる．一方，高齢者人口の増加に加えて，COVID-19 を契機とした情報通信機器を活用した教室も散見され，遠隔かつ大人数が参加可能な介護予防教室の増加が予想される．便利で多人数を対象にできるようになったが，参加者数が増加することに伴い，これまでとは異なる課題が発生することがある．例をあげると，実施母体の目的がスタッフと参加者に伝達されにくくなる**ディスコミュニケーション**（コミュニケーションの不足）や，これによる介護予防教室の形骸化である．実施母体とスタッフの間で介護予防教室の目的について共通認識をもち，対象者へ正しく伝わるように意識することが大切である．

3）実際に伝えるときに

実際に教室の主旨を伝えるのは，教室が立ち上がって最初期のタイミングで行うことが重要である．集団に対して一度定着した考えを変えることは難しい．少し緊張した雰囲気のなかでは参加者に耳を傾けてもらいやすく，こちらの意図が伝わりやすい．参加者とスタッフとの信頼関係はこれから築く時期ではあるが，スタッフとしての姿勢や立場を明確化することにもつながる．初期は途中で離脱する参加者も出てくるが，徐々に教室のメンバーが定まり安定期に入る．

安定期は変化を求められる時期であり，プログラムとして新しい企画を組み込むなどテコ入れをする場合があり，参加者へその企画内容を説明する場面が必要となる．このとき，改めて事業内容の目的に立ち返り，これまで行ってきたこととその狙いを振り返るとともに，新しい企画が最終的なゴールのためにどのように役立つのかを明確に説明できるとよい．

❸ 役割② 実際に教室を実施する役割

1）準備をする

まずは教室実施にかかわる情報を収集することから始める．必要となる情報の項目を，いつ（When），どこで（Where），誰が（Who）の視点から 表3 にまとめる．「いつ」に関する情報は，スタッフの立ち振る舞いとして長期的な視点が必要なのか，それとも短期的に効果を引き出すことが必要なのかの参考となる．「どこで」に関する情報は，特に運動をメインとする教室であれば，教室実施におけるセッティングや参加者の動線を検討することができ，スムースな教室実施につながるだけでなく，転倒などのケガのリスクの排除にもつながる．「誰が」という情報は，参加者の背景を掴むヒントになり，教室の様子を事前に想定することができる．

2）まずは参加者全員が集まれるように

屋外で行う教室の場合，荒天により中止や会場変更が求められる．そのため，特に初期において，スタッフは参加者にどのような場合に教室中止や会場変更がありえるかを何度か確認しておく．中止になった教室を別日に延期する場合なども同様である．参加者は事前に教室のルールに関する説明を受けていることが考えられるが，1 度の説明では伝わらないことが多々あることを前提に考えておく．また，事前の開催連絡をスタッフが担うこともあるため，どのような場合に中止・延期・会場変更となるか，その手順は連絡網をたど

表3　介護予防教室の実施準備で必要な情報収集

When（いつ）に関する準備
1. 介護予防教室の実施期間（1年，半年，1カ月，1週間など） 2. 介護予防教室の開催カレンダーの有無 3. 定期開催か不定期開催か 4. 介護予防教室が中止になる条件
Where（どこで）に関する準備：屋内開催
1. 教室開催の部屋までの道順 2. 階段やエレベータの有無 3. AEDの有無 4. 部屋の間取り 5. 隣の部屋との距離や声の通り 6. 使用できる設備（音の使用，杖などの器具の使用） 7. 利用できる設備等（机，椅子，白板，無線通信等） 8. 他の利用者の使用頻度
Where（どこで）に関する準備：屋外開催
1. 駐車場，駐輪場，公共交通機関の有無 2. 集合場所までの道順 3. 公園マップや園路の確認 4. 利用可能な資源（ウォーキングコース，植物，池，花，祭り等） 5. 危険な階段やスロープ，滑りやすい地面や坂道，雨宿りできる東屋の有無 6. 見晴らし（ウォーキング中などに参加者を見渡せられるか） 7. ハチやヘビなどの害虫の有無（季節により変動する） 8. 一番近いAEDの設置場所と使い方 9. 他の公園利用者（定期的に公園を使用する団体，園児，浮浪者） 10. 混雑の有無（花見などの季節に特に注意）
Who（誰が）に関する準備
1. 一次予防（要介護状態を予防する）または二次予防（介護レベルの悪化を予防する）を目的として参加しているか 2. 教室あたりの参加人数，年齢層，男女比，その他のバックグラウンド 3. 参加者一覧名簿，参加者ごとの対応表 4. 下見（事前の問い合わせが必要なことが多い）

るべきかなどのルールを確認しなければならない．

3）教室が始まる前に

教室開催時間も近くなり，参加者も教室に集合しつつある場面を考える．接遇に関する記載はII章-4に譲るが，参加者が安心して参加できる**明るい雰囲気**づくりは重要である．様々な仕事と併行して難しい部分もあるが，各参加者と公平に接するように心がけることも信頼関係を築く一歩として必須である．参加者全員と何かしらの会話をすることを心がけているスタッフもいる．また，会話を通して声色，顔色，息遣い，教室に来られる際の歩き方の変化を観察するなど，教室実施にかかわるリスク管理に通じる場面でもある．

加えて，基本的なスタッフの役割として出席者の確認がある．教室への参加人数は最も基本的な評価項目の１つであり，実施母体への報告事項としてあげられる．教室終了後に同じ人数が揃っているか確認する必要もあるため，リスク管理のうえでも肝心である．

4）身体活動を重視した教室の実施

身体活動を通した介護予防教室であれば，脈拍測定，準備運動，本番の運動という流れで行われることがある．その際に，スタッフは音頭取りとして参加者を導く必要がある．将来的に「通いの場」などの主体化を目的としているのであれば，最終的には参加者自身で全体の流れを実施できることが望ましい．そのためにも，最初のうちはスタッフが手本を見せつつ，徐々に参加者に役割をもたせ，受け身な姿勢から徐々に能動的な姿勢を参加者から引き出す工夫が重要となる．

加えて，それぞれの項目（脈拍測定，準備運動，本番の運動）を行う意味を参加者に伝えることも重要である．脈拍測定であれば，運動前の異常値の発見だけでなく，運動前後の脈拍変化を確認することで運動の強度に関するアドバイスができる（高齢者は「中程度の強度」を週150分以上行うことが推奨されている[2)]）．参加者はもともと自分の健康のために参加しているはずであり，明確に教室プログラムの狙いを伝えることで自身の健康意識をさらに高め，プログラムの遵守率も高まることが考えられる．漫然とプログラムを実施するのではなく，限られた時間のなかで各項目が組み込まれている意味を意識する必要がある．

教室内だけでなく，参加者の教室外での健康行動まで変容させることが理想であり，そのためには教室のなかで主体化を目的とするスタッフの意識や働きかけが重要である．例えば，教室のなかで脈拍変化の理想的な目標を立てさせ（客観的な測定が難しければ主観的に「息が切れて会話がやっとできる程度」などとして評価するなど），現在地と目標のギャップを自覚してもらい，いつまでにその目標を達成できるのかを自分で定めてもらう．その達成度合いを教室実施中に確認し，状況に応じた励ましやアドバイスを行う．このとき目標をあまりに高く設定しすぎてはいけない．低い目標であっても，成功したという１つのきっかけで，もう少し高い目標に挑戦しようとする好循環を獲得できる参加者も少なくない．目標があまりに高いと最初から諦めてしまう人がいたり，一生懸命にやろうとしすぎてオーバーワークとなり体調を崩しかねない．

5）スマートフォンを活用した教室の実施

近年では，高齢者を対象にスマートフォンを活用した教室もある．スマートフォンに関するオリエンテーションが必要であり，さらに時間を置いて何度も繰り返すことが求められる．

スマートフォンを初めて使用するような集団の教室であれば，基本的な使い方から根気よく伝える必要がある．「アプリって？」「アイコンって？」などの質問をしてくれるような積極的な姿勢の参加者ばかりでなく，質問することが恥ずかしかったり，「こんなことも知らないなんて思われたくない」と感じる人は多くいる．知らないことが当然という雰囲気づくりを大事にし，高齢者の感覚に寄り添い，参加者を置いてきぼりにしないように教示することが重要である．資料を適切な文字の大きさで作成したり，話す際には適切な**声の大きさ**（小さすぎては聞き取れないが，大きすぎても高圧的な印象を与える），**速さ**（ゆっくりと，強弱を付けて），**反復**（大事な単語は繰り返す）を意識し，常に進行状況の投げかけをしてスタッフと参加者の双方向のやりとりを心がける.

6) 他のスタッフと連携する

運動教室を個人単独で行うことは少ない.実施母体には複数人のスタッフが在籍していることが多いため，スタッフ同士の連携も大事な要素となる. 同時に複数人のスタッフで教室を実施する際，共通した教室実施風景をイメージすることでトラブルを予防できる. **共通認識**を得るためには，実施母体の定めるルールや求めるスタッフの役割を十分に理解しておく. また，スタッフ同士での話し合いが理解を深めることにつながる.

しかし，不明な部分についてはスタッフ同士で話し合うだけでなく，最終的には実施母体が求める姿を確認するべきであろう. 足並みを揃える意味で参加者同士の対応に関しても情報を共有し合うことも肝要である. 参加者とのコミュニケーションのなかで得られた教室運営にかかわる事項については，（守秘義務も意識しつつ）スタッフ同士で共有することで参加者との関係性の向上に役立てる. また，参加者の対応が偏らないよう，お互い平等にスタッフとしての役割を果たす必要がある. 加えて，教室を実施するうえでの経験を共有することで，スタッフ同士のスキルアップや**ラポール形成**を通して，トラブルがあった際には互いにフォローし合える雰囲気作りが重要である.

7) 個々の特性を尊重する

参加者は「高齢者」と一括りにできない多様なバックグラウンドをもっている. 心身の状態による「できる・できない」は観察できる場合もあるが，目には見えない事情を抱える参加者も多く存在する. 参加者と交流を深めることで把握できる場合もあり，自分ができることが教室参加者もできるとは限らないことを理解しておく必要がある. また，性格的な特性上，怒っているような口調に聞こえたり，捲し立てるように話す人もいる. その場面では面食らっても，数分間おいてまた話した際には「さっきはごめんなさいね」と謝られることもある. 個々の参加者が大事にしている琴線を探りながら，一人ひとりに合わせたコミュニケーションが重要な場面も出てくるであろう.

8) 守秘義務を理解する

教室が長く続くと参加者と深く交流する機会が生まれるため，個人情報（病歴，住んでいる地域，家庭事情，交友関係など）を知らず知らずのうちに把握することになる. そのため，教室で得た情報については一切口外しない守秘義務が課せられることがあることを忘れてはならない. 教室でのスタッフとして最も基本的な部分でもあり，介護予防教室内で得た事情や情報を漏らしてはならない.

❹ 役割③　参加者の声を実施母体へ伝えるインタビュアーとしての役割

参加者の声や様子を実施母体へ伝えるインタビュアーとしての役割では，教室のプログラムに関する良い点，改善できる点，参加者のニーズを伝えることで，有機的な教室運営を大きく手助けすることにつながる. 参加者人数が減ったり増えたり，参加者の心身や社会経済的な事情の変化，環境の変化によって実践の場で求められることはダイナミックに変化する. 懸案事項があがれば俎上に載せて検討し，目的を阻害しない限りは善処することが期待される. 毎回の教室を実施しているスタッフだからこそ見つけられることや拾える参加者の生の声もあるため，実施母体 － スタッフ － 参加者の相互の良好なコミュニケーションにより，充実した教室運営を実現することができる．スタッフが実施母体に伝える際には，いつ，誰が，何を，どのように話していたのか，主観的ではなく参加者目線での情報を整理して報告することで，スムーズなやりとりができる．

（森川将徳）

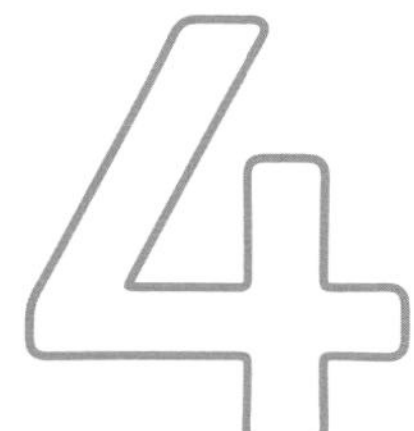

介護予防教室で求められる接遇

❶ 介護予防教室で求められる接遇とコミュニケーション能力

われわれは日常生活のあらゆる場面で多くの人と挨拶や会話，交流を行っている．人と交流すること，つまり「他者との相互関係を伴う活動に参加する」[1)] ことは，誰と何をどのように行うかによって様々なレベルで定義できる．このような人との交流では，互いの意見や気持ちを理解し合う必要がある．

また，相手を理解するためには，コミュニケーションが大事である．コミュニケーションとは，意見や感情，思考などの情報内容を様々な手段を用いて伝え合うことである．自分の意見を一方的に伝えることではなく，相手の意見や感情を聞いたり，感じて理解することが大事である．

介護予防教室は，高齢者の生活機能向上や社会参加を促すための事業である．対象者は65歳以上の高齢者であり，要介護認定を受けても受けていなくても参加ができ，参加者の健康状態や個人の背景なども様々である．また，教室を進めていくにあたり，行政職員や専門職，ボランティアなど，多様な職種との連携があり，交流が生まれる場所である．人と接して話し合うことは日常から行っていることではあるが，このような教室の場合，より多様で多数の人との交流が生じる場所となる（図8）．

❷ 言語コミュニケーションと非言語コミュニケーション

日常の中で，人とうまくコミュニケーションをとりたいと思ったことがある人は多いだろう．コミュニケーションをする際に，相手に伝わる情報は大きく2種類がある．

まず，言葉や会話の内容から得られる言語情報による**言語コミュニケーション**がある．これは適切な言語の選択や表現方法で，相手に正確な意図を伝えることができる．もう一つは，**非言語コミュニケーション**である．顔の表情や視線などの見た目やしぐさによる視覚情報，声の大きさや話す早さなどによる聴覚情報のような，非言語的な要素が該当する．

これまでの研究によると，言語によって伝

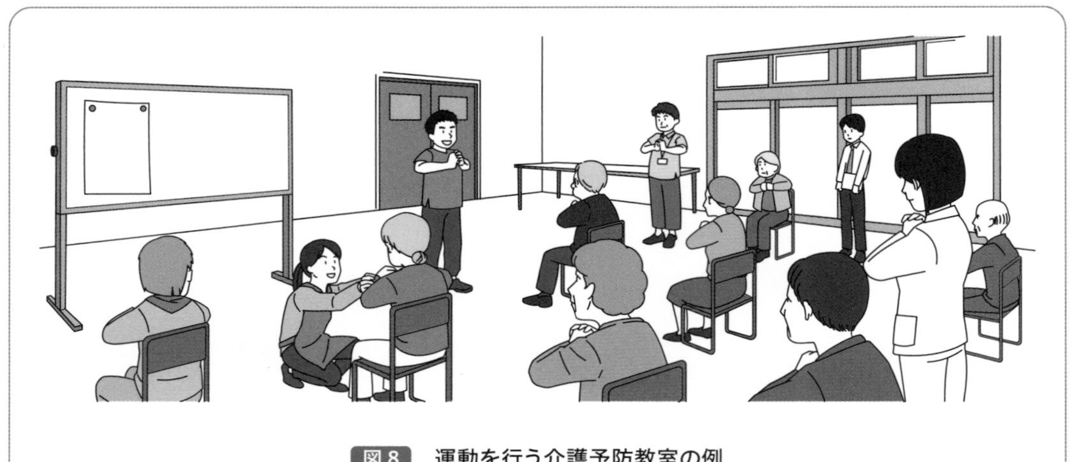

図 8　運動を行う介護予防教室の例
教室参加者，専門職，行政職員，ボランティア等の多様な職種が参加する．

えられる会話の内容（メッセージ）は全体の30～35%であり，残りの65%は，話しぶりや動作など，その他の情報によって伝えられるとされる[2)]．コミュニケーションとは，人間の五感で「感じる」ことを用いて互いに伝達し合うことであり，言葉に加え，非言語コミュニケーションを活用することで話を補完することができる．また，相手の非言語的な表現を理解して感情を読み取り，自身も適切な表現ができれば，豊かで深いコミュニケーションが実現できる．言語と非言語の要素を組み合わせたコミュニケーションは，人間関係の構築や維持において重要な役割を果たす．

❸ 非言語コミュニケーションの効果

「人は見た目が9割」という言葉もあるほど，言葉以外の情報は重要である．相手と面と向かって話す場合，非言語コミュニケーションは，相手に与える印象に大きく影響する．

非言語コミュニケーションの効果は，大きく分けると「話の内容の補完」，「信頼関係の構築」，「相手への理解を深める」である．

話の内容の補完としては，例えば，大きな声でゆっくりと話すことで，相手に大事なことを話しているという印象を与えられる．

相手の話に関心をもつことは，相手の目を見て話をする，椅子から身を乗り出して話を聞く，真剣な表情で話すなどといった態度で示すことができる．

また，言葉だけでは同じだが，非言語コミュニケーションで感情を表し，相手を理解することにも効果的である．例えば，「どうしたの？」という言葉をみると，想像できる状況は人それぞれである．文字では同じ言葉であるが，どのように伝えるかによって優しく聞こえることもあれば，叱りつけている状況もありうるからである．「大丈夫です」，「結構です」，「すみません」という言葉でも，相手の表情や状況からどのような気持ちなのかが伝わりづらいという経験をもつ人も多いだろう．

人とのコミュニケーションにおいて，言語で伝わる内容に自分の気持ちを加えて伝えることで，伝えたい真の内容を分かち合うことができる．

❹ 会話をするときのポイント（コミュニケーション・スキル）

コミュニケーションをうまくとりたい場合，どのようにすれば相手に内容が伝わるかを主に考えることが多いが，コミュニケーションは双方向の過程である．相手と価値観や意向を相互に理解し合うことができれば，信頼関係が築かれ，より深い対話と理解が生まれる．

会話をするときには，伝えたい内容を適切な言葉でわかりやすく表現することも大事であるが，それより大事なことは相手の話を聞く態度である．相手を否定したり，途中で話を遮ってしまう言葉は，相手からの信頼を失う可能性が高い．

非言語コミュニケーションとしては，聞く姿勢，伝える姿勢，話しやすい雰囲気をつくることが大事である．そうすれば，言葉では表現できていない相手の感情や思いを推し量ることができる．

言語と非言語によるコミュニケーションを理解したうえで，相手とコミュニケーションをするときのポイントについて，以下にまとめる．

まず，話す際に**相手**（参加者）**と目を合わせる**ことである．「目は口ほど物を言う」ということわざのように，情のこもった目つきは，口で話すのと同じかそれ以上に気持ちを伝えられる．相手の背後から話しかけたり，目を見ないで行う会話は，相手に不安を与える．また，言語と非言語の乖離が生じてしまう可能性が高い．座っている場合は，その目線に合わせて会話を進めることが大事である．

また，話す際は口の動きを**ゆっくりと，はっきりした発音**で行う．教室では，ある程度の空間が確保されている部屋で複数の人が参加していることが多い．視力や聴力が低下している人もいるなか，このようなコミュニケーションの仕方は，参加者に内容を伝える重要なポイントである．

次のポイントとしては，**相手との距離**と**接触**（**タッチ**）である．人と交流する際には，相手との距離感に気を配る．例えば，日常において，満員電車で不愉快を感じたり，相手との関係性によって距離感が近くなると緊張したり，不安を感じた経験が多くの人にあるだろう．他人が近づいたときに不快と感じてしまう距離があるが，これは状況や相手との関係性などによって異なる．教室では，参加者との円満な会話や転倒予防のために，近い距離で対話することが望ましい．相手の表情が読み取れる距離で，手を伸ばせば届く距離である．対象者には，目を見て話すことで安心感を伝え，手を添えられる距離で話を進める．その際には，笑顔でゆっくりと話すようにする（図9）．

対象者の隣で触れて話す場合，または介助して一緒に移動する場合は，必ず笑顔で声をかけてから適切な距離で，また，触れる（タッチする）ようにすることで，不信感・不快感を防ぐことができる（図10）．

❺ お勧めしないコミュニケーション・スキル

1）声かけ

教室中に運動や移動をするときに，「座っていてください！」「待っていてください！」といった強い声かけは，相手の行動を制限してしまう．相手の気持ちや状況を把握し，適切な発言を行うことが望ましい．

・エルダースピーク（Elderspeak）

教室を実施していると，気心が知れるようになった方に，「わかる？　理解したかな？」，「元気？」などなれなれしい言葉で話しかけてしまうことがある．場合によっては，相手を「ちゃん」づけで呼ぶ人もいる．

相手との関係性や状況，話し方には十分な

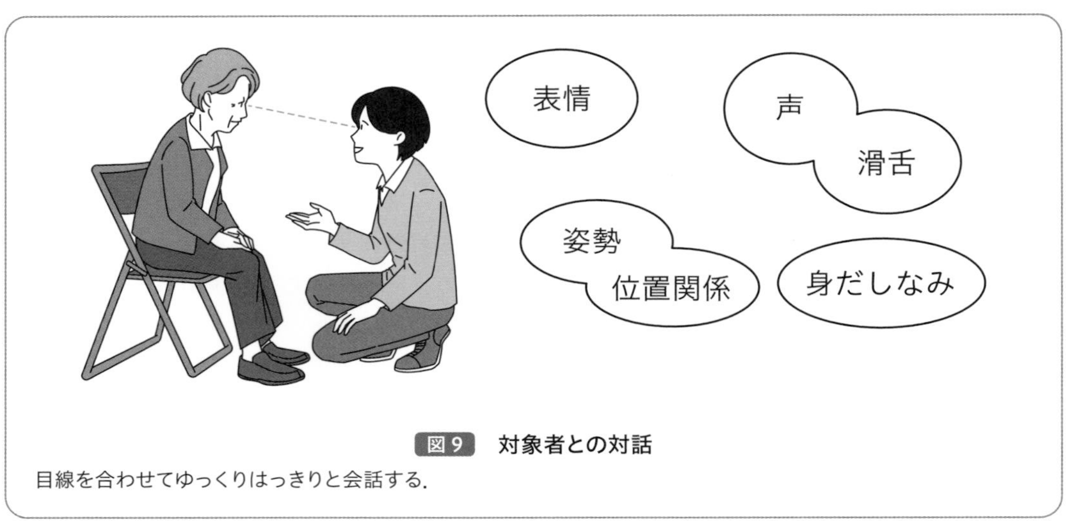

図9 対象者との対話

目線を合わせてゆっくりはっきりと会話する.

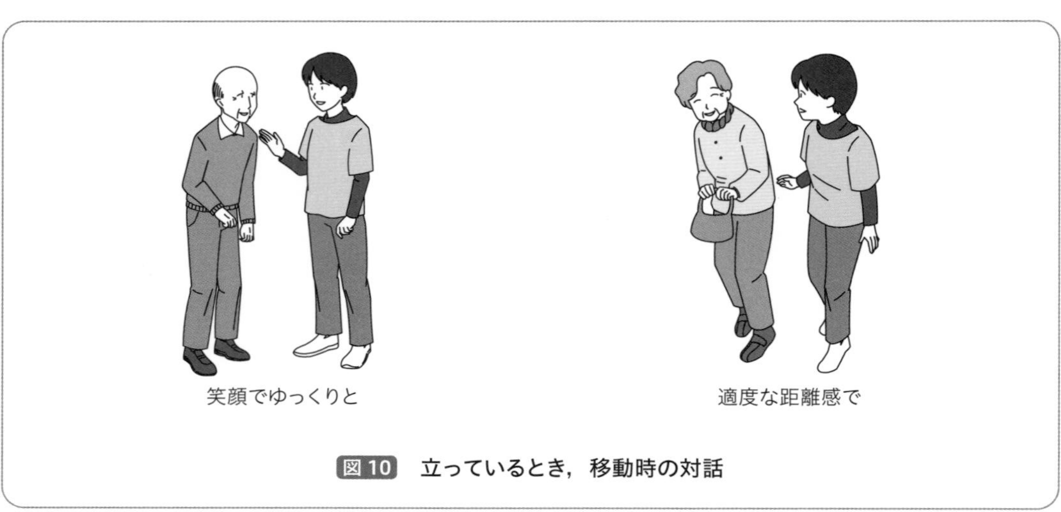

図10 立っているとき，移動時の対話

注意が必要である．学問的にはエルダースピークという言葉があり，「成人の人にゆっくり話すこと，甲高い声を使うこと，幼い子どもへの接し方を行うこと」を指す．多くは，認知機能の低下した患者や外国人，高齢者に話す際に使われることがあり，このような話し方は，高齢者の否定的な自己認識につながり，認知症高齢者では抵抗行動につながる可能性が指摘されている．

このような話し方は，なれなれしい態度であり，相手に敬意をもたず軽んじているようにも見えてしまう．教室には様々な人が参加するため，相手の気持ちや雰囲気を見て判断することが望ましい（図11）．

2）繰り返しの発言

例えば，教室が始まったときにお手洗い時間をはさんだが，ある対象者が準備ができたかどうかを確認している場面を考えてみよう．「お手洗いはすませましたか？」「大丈夫ですか？」「準備できましたか？」など，心配な気持ちから参加者に同じ言葉を重ねてかけて

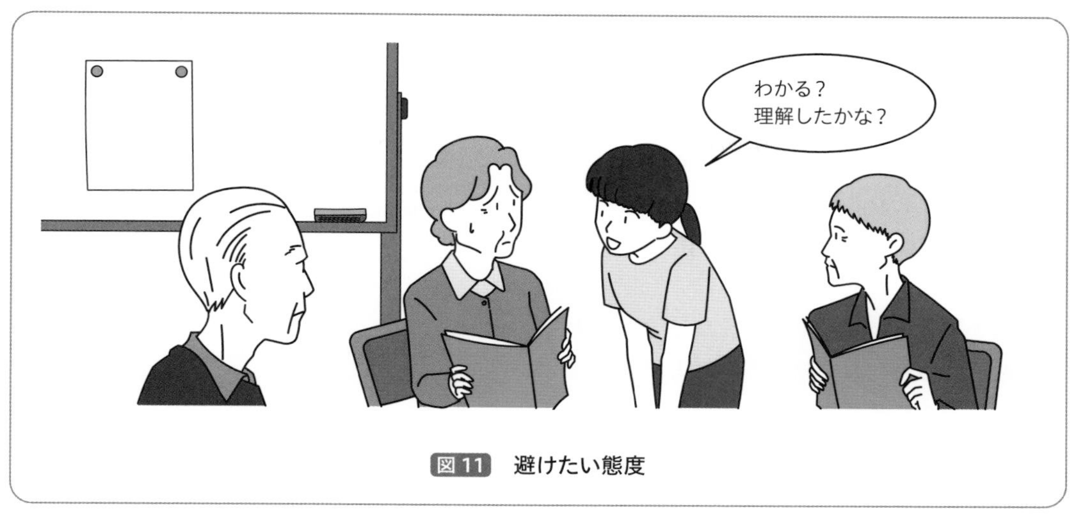

わかる？
理解したかな？

図11　避けたい態度

トイレは
すませましたか？
大丈夫
ですか？
準備は
よいですか？

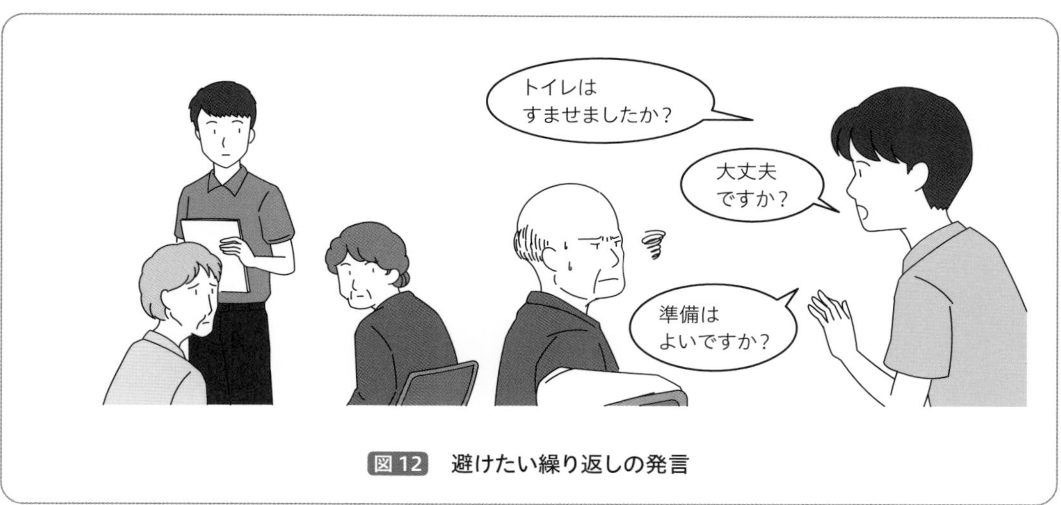

図12　避けたい繰り返しの発言

しまうことがある．関心をもってくれているスタッフと理解してくれる対象者がいる反面，多勢の前で何回も同じことを確認されて傷ついてしまう人もいるかもしれない（図12）．

❻ 基本的マナー

教室におけるコミュニケーション・スキルで一番大事なのは，**笑顔**である．参加者や関係者が良好な雰囲気を作り上げることは，教室全体の雰囲気に影響を与える．健康増進における研究成果では，自分の生活を記録すること，見返すこと（モニタリング）は一番の健康増進の秘訣であり，スタッフや指導者からの声かけは教室参加維持に非常に大きな影響を与える．

もう1つは，**守秘義務**である．対象者は居住地域の近くの教室に参加することが多いため，地元の人が多いことが想定される．教室運営では，個人の健康状態だけではなく，家族のことや，家のこと，要配慮個人情報に当てはまる内容に接する機会が多い．また，場合によっては，教室で実施するプログラムや測定にもかかわることがあれば，それらの情報を守ることが大事である．教室以外の場所では，絶対にそれらにかかわる情報を話さないことを徹底する．例えば，エレベーターでも喫茶店でも個人名や教室にかかわることは話さないように心がけたい．

介護予防教室でスタッフの役割はとても大事である．あなたの笑顔で多くの人が教室に参加し，健康増進に挑むことができる．このようなコミュニケーションで生まれた関係性は参加者のみならず，連携している行政，ボランティア，スタッフの健康状態においても多くのメリットがある．皆の笑顔で楽しく明るい教室作りができれば，身体的健康増進にもつながる．ぜひこれらの接し方を意識し，介護予防教室を作り上げていただきたい．

（李　相侖）

■ II章　文献

1) エビデンスを踏まえた介護予防マニュアル検討委員会：生活機能が低下した高齢者を支援するための領域別プログラム．介護予防マニュアル，第4版，2022．https://www.mhlw.go.jp/content/12300000/000931684.pdf
2) 平成31年度厚生労働科学研究費長寿科学政策研究事業：介護予防ガイド実践・エビデンス編．http://www.ncgg.go.jp/ri/topics/pamph/documents/cgss2.pdf
3) 厚生労働省保健局高齢者医療課：高齢者の特性を踏まえた保健事業ガイドライン，第2版，2019．https://www.mhlw.go.jp/content/12401000/000557575.pdf
4) オンライン通いの場アプリケーション：https://www.ncgg.go.jp/ri/lab/cgss/kayoinoba/index.html；https://kayoinoba.mhlw.go.jp/article/005/
5) O'Morrow GS：Therepeutic Recreation：A helping Profession, 3rd eds, Prentice Hall, 1989.
6) Peterson AC Stumbo JN：Therapeutic recreation program design：Principles and procedures, 3rd eds, Allyn and Bacon, 2000.
7) Shimada H, Lee S, et al：Study Protocol of a Comprehensive Activity Promotion Program for the Prevention of Dementia：A Randomized Controlled Trial Protocol. J Prev Alzheimers Dis 9 (2)：376-384, 2022.
8) Bull F C, Al-Ansari S S, et al：World Health Organization 2020 guidelines on physical activity and sedentary behaviour. Br. J Sports Med 54 (24)：1451-1462, 2020.
9) Levasseur M, Richard L, et al：Inventory and Analysis of Definitions of Social Participation Found in the Aging Literature：Proposed Taxonomy of Social Activities. Social Science & Medicine 71：2141-2149, 2010.
10) Ray L. Birdwhistell, Kinesics and Context：Essays on Body Motion Communication, Univ. of Pennsylvania Press Philadelphia, 1970, pp157-158.

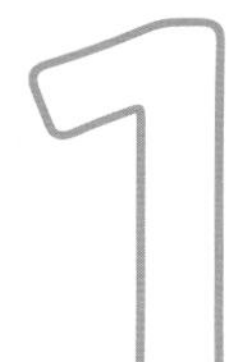

フレイル予防教室

❶ フレイル予防について

身体活動の低下は総エネルギー代謝を減少させ，食欲減少から低栄養状態に陥る．その状態が筋量減少を招き，筋力や有酸素能力の低下から歩行能力が低下し，さらに活動を制限させる結果になるという負のサイクルを生じさせる[1)]．また，筋力の低下は基礎代謝量を減少させ，総エネルギー代謝の減少に影響を及ぼすため，運動や身体活動の向上はフレイルの負の連鎖を断ち切るために必須の課題である．

世界保健機構（WHO）による身体活動に関する国際勧告によると[2)]，高齢者にとって身体活動とは，日課や家庭・地域社会と結びついたレクリエーションや余暇時間の身体活動，移動（徒歩，自転車），職業活動，家事，遊び，ゲーム，スポーツなどが含まれるとされ，運動内容としては有酸素運動や筋力トレーニングの実施が推奨されている（表1）．1回の活動時間は10分以上とされ，週に150分の中等度有酸素運動が推奨されている．これを達成するためには，1日に20分強の活動をすればよく，意識すれば容易に達成可能な課題となっている．

日本では，21世紀における国民健康づくり運動（健康日本21）において生涯を通じた健康づくりが推進されている．特に一次予防の重視と健康寿命の延伸，生活の質の向上を目的として，目標値を設定した取り組みがなされている．身体活動に関する項目には，「日常生活にお

表1　健康づくりのための身体活動の推奨（高齢者用）

活動時間	週あたり150分の中強度有酸素運動を行うこと，または，週あたり75分の高強度有酸素運動を行うこと，または，同等の中～高強度の活動を組み合わせて行うこと
活動の持続	有酸素運動は1回につき，少なくとも10分間以上続けること
活動時間の増加	中強度有酸素運動を週300分に増やすこと，または，週150分の身体活動を高強度の有酸素運動にすること，または，同等の中～高強度身体活動を組み合わせて行うことで，さらなる健康効果が期待できる
転倒予防	運動制限を伴う場合は，バランス能力を向上させ転倒を防ぐための身体活動を週3日以上行うこと
筋力トレーニング	筋力トレーニングは週2回以上，大筋群を使うトレーニングをすること
運動できない場合	健康状態によって，これらの推奨量の身体活動を実施できない場合は，身体能力や健康状態の許す範囲でできる限り活動的でいること

ける歩数の増加」「運動習慣の増加」があるが，これらの達成度は，それぞれ「悪化」と「変わらない」であり，さらなる啓発活動の必要性がある．高齢者の健康に関して健康日本21（第二次）においては，①介護保険サービス利用者の増加の抑制，②認知機能低下ハイリスク高齢者の把握率の向上，③ロコモティブシンドロームを認知している国民の割合の増加，④低栄養傾向の高齢者割合の増加の抑制，⑤足腰に痛みのある高齢者の割合の減少，⑥高齢者の社会参加の促進が数値目標を定め促進されていくこととなった．これらの状態は，フレイルが進展した結果で生じるものであり，身体活動を通したフレイルの予防が重要であると考えられる．

❷ フレイルに対する運動（身体活動）の効果

1）筋力トレーニング

高齢者は加齢に伴う体力の低下により機能的予備力が低下しているため，積極的な筋力トレーニングを行い，筋量や筋力を高めておく必要がある．筋肉のトレーナビリティは，高齢期にも保たれており，適切にトレーニングを実施すれば事故の危険性も少ない．筋力の維持のためには，最大筋力の 20 ～ 30％の軽負荷の運動でも可能であり，筋によっては平地を歩くだけでも，この程度の活動量となる．ただし，筋力を効率的に向上するためには，最大筋力の 60 ～ 80％程度の負荷をかける必要があり，マシンを用いたレジスタンストレーニングや階段をのぼるなどの高負荷運動を行う必要がある．高齢者に高負荷レジスタンストレーニングを適用する場合には，一時的な血圧上昇や軟部組織損傷に対する危険性を考慮したうえで，段階的に運動を進める必要がある．

これまでの多くの研究によって，高齢期においても適切なトレーニングによって筋肥大や筋力向上が可能であることが明らかとなり，効果的なトレーニング方法が示されてきた．例えば，重りや油圧などを利用して行うレジスタンストレーニングは，短期間のうちに高い効果を得ることが可能であり，自身の体重を利用して行う運動でも，筋力を向上させることが可能である．筋力の向上は，筋肥大によってもたらされる場合と神経系メカニズムによる場合とがあるが，短期間（2 カ月程度）における最大筋力 60％程度の中等度の負荷では，筋肥大ではなく主に神経系メカニズムによって筋力が向上するようである[3)]．

ただし重要なのは，筋量の向上そのものではなく，生活するために必要とされる筋力が十分備わっているかという点である．Fiatarone らは，72 ～ 98 歳のナーシングホームに入所する高齢者に対して，最大筋力の 80％のレジスタンストレーニングを 10 週間実施した結果，筋肥大は認められなかったものの筋力の向上は認められ，歩行速度やバランス機能などの運動機能が向上することを証明した[4)]．筋力トレーニングは高齢者の筋力増強に効果的であり，その効果は高負荷レジスタンストレーニングや 12 週間以上のトレーニングによって得られやすい．ただし，高齢者においては筋力トレーニング以外の運動によっても筋力の向上が認められる点や，筋力以外の運動機能の向上すべてに筋力トレーニングが有効であるわけではない．

2）フレイルと転倒予防

フレイルを有した高齢者に対する運動の効果については知見が集積しつつある．例えば，

188名のフレイルをもつ高齢者を対象としたランダム化比較試験では，介入群は家庭内でバランス，筋力，移動能力を向上するための理学療法を受け，教育プログラムのみを受けた対照群と日常生活活動についての障害度に関する比較検討がなされた．その結果，介入開始7カ月後から群間に有意差を認め，運動の効果が確認された．ただし，この効果は中等度のフレイルをもつ高齢者に対して認められたものであり，重度のフレイルをもった対象者では，日常生活障害の悪化を介入によって防ぐことはできなかった[5)]．また，身体的フレイルの構成要素のうちでも歩行速度や身体活動量の減少に対する改善効果が高いことが報告されており[6)]，これらの症状に焦点を当てた介入が有効であると考えられる．これらの結果は，フレイルが重度化する前に適切な運動指導の必要性を示唆するものであり，早期からの症状に合わせた予防的取り組みの必要性が強調される．

フレイルや転倒による傷害の減少についてのエビデンスとしては，Frailty and Injuries：Cooperative Studies of Intervention Techniques（FICSIT trial）研究が有名である．この研究プロジェクトは米国の8つの地域において異なる運動介入方法でランダム化比較試験を行った大規模なプロジェクト研究である．各地域の結果をまとめた報告[7)]では，筋力増強練習やバランス練習などを含んだ複合的な運動介入，およびバランス練習を行った者において転倒予防効果が認められたとしている．しかし，運動以外の介入効果を除外して，運動による効果のみを抽出すると，バランス練習のみにおいてのみ転倒予防効果が認められている．このバランス練習には，太極拳のようなゆっくりとした動きを用いた動的なバランス練習や，コンピュータを用いたフィードバック練習が取り入れられていた．これらの介入のなかで太極拳を施行した群において，最も高い転倒予防効果が認められている．このプロジェクト研究の成功によって，太極拳などの運動を用いた転倒予防のための取り組みが盛んに行われるようになった．

❸ 高齢者に対する運動指導の留意点

1）運動の組み合わせ

フレイル予防に対する運動内容は，有酸素運動，筋力トレーニング，バランストレーニング，ストレッチなどが中心的に行われ，多くの場合はこれらを複合したプログラムが提供される．高齢者に対する運動の効果は，実施した運動内容と改善する運動機能との対応関係が認められるため，運動処方をする際には対象者の機能状態を評価し，低下した機能に対する運動介入を実施することで効果的かつ効率的な取り組みが可能になる[8)]．

2）運動の習慣化

運動によって向上した身体機能を維持するためには，運動を習慣化する必要がある．そのためには運動に対するモチベーションを高め，運動の必要性を認識する必要がある．そして実際に運動を開始するためには，運動方法を知り，運動場所や器具などの周辺環境の整備も重要である．運動の継続には，仲間作りや他人からの励まし，運動効果の実感などの心理的な要因が大きく作用する．高齢者に対して運動介入を実施していくときには，単に運動することに留まるのではなく，身体に関する情報を提供して運動方法の理解を促すことや，運動に適した環境を整備すること，そして仲間作りを促進して，目的を共有できるグループを形成するなどの支援をする必要がある．

❹ フレイル予防教室について

高齢者の多くは，健常な状態から**フレイル**という段階を経て要支援・要介護状態に至るため，健常な状態からフレイルへの悪化を予防することが重要視されている（Ⅰ章 -2 参照）．また，その効果についてもエビデンスが構築され始めているため，その実践は非常に有用である．

どのように高齢者を評価するのか（Ⅰ章 -4 参照），また，介護予防教室を開催するにあたっての準備事項や心構えは先の章（Ⅱ章 -1 ～ 4 参照）で詳細に示されるため，本章ではより具体的なプログラム例を紹介する．

❺ 具体的な 60 分プログラム例

～ 5 分	挨拶・体調確認
5 ～ 10 分	準備体操（ラジオ体操など）
10 ～ 30 分	プログラム①
30 ～ 35 分	休憩
35 ～ 55 分	プログラム②
55 ～ 60 分	挨拶・連絡事項

既に運営中のグループであれば不要であるが，立ち上げたばかりのグループの場合には，まずは**自己紹介**などを行い，グループの雰囲気を醸成する必要がある．全体での自己紹介が不得意な方が多い場合には，まずは，隣同士二人組を作って実施することをお勧めする．また，グループを統率するリーダーがいる場合には，率先して自己紹介することで，グループメンバーの自己紹介も容易になる．

挨拶が終了後，**体調確認**を行う．血圧や脈拍などバイタルの計測が望ましいが，機器をそろえることが難しい場合には，自己申告による体調評価を実施して，すぐれない場合には見学に回ってもらう．プログラム実施前には**準備体操**を行う．全員が知っている簡便な運動を行うことを推奨する．具体的には，ラジオ体操は音源さえあれば，ほとんどの日本人が実施可能であるため，非常に優れた準備運動となり得る．

表中のプログラム①，プログラム②は，次項「3. 具体的なプログラム例」から，適宜選定して実施する．

❻ 具体的な運動プログラム例

前述したプログラム例のプログラム①，およびプログラム②のセクションでは，以下に紹介する**運動プログラム**から参加者の機能レベル，身体機能レベル，嗜好に合わせて選択して実施する．ケガの予防のために，「1）ストレッチ」については，必ず実施する．

1）ストレッチ体操

【脚うらのばし】

●ハムストリングス，下肢三頭筋

膝を曲げないように注意！
←つま先は天井へ向ける

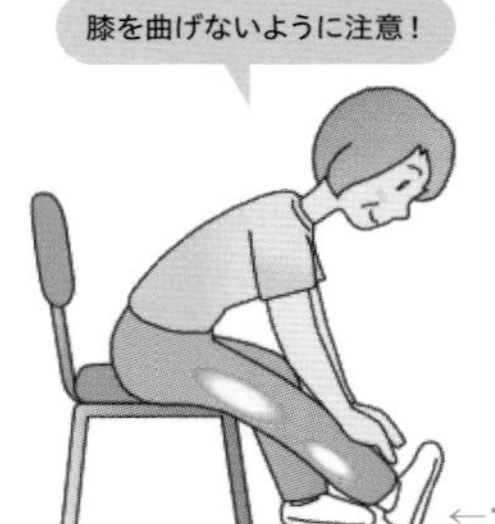

手順
①椅子に浅く座る
②片足を前にのばす
③胸を張って，上体を前に倒す
④反対側も繰り返す

ストレッチするターゲットの筋肉：下半身の裏側の筋肉群（ハムストリングス・下腿三頭筋）

椅子に浅く座り，片足を前にのばし，胸を張って，状態を前方に倒す．片方が終われば，もう一方も同様に行う．

【脚おもてのばし】

●股関節屈筋群，大腿四頭筋

←腰を前に出す

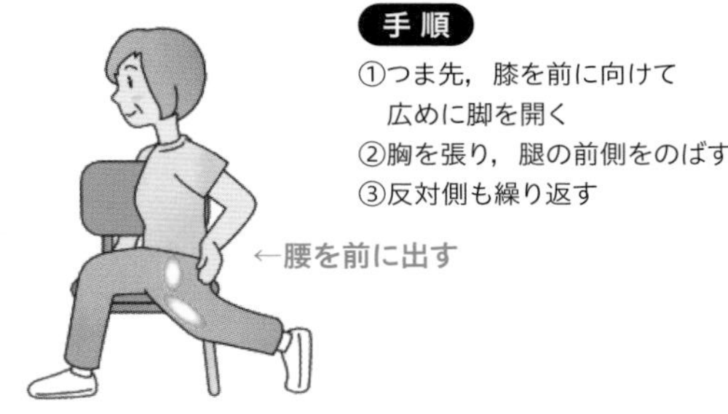

手順
①つま先，膝を前に向けて
　広めに脚を開く
②胸を張り，腿の前側をのばす
③反対側も繰り返す

ストレッチするターゲット筋肉：脚の付け根の筋肉（股関節屈筋群・大腿四頭筋）

椅子に横向きに座り，つま先，膝を前に向けて，広めに脚を開く．胸を張り，腿（もも）の前方をのばす．片方が終われば，椅子を反対向きに座りなおして，もう一方の脚についても同様に行う．

【アキレス腱のばし】

●下肢三頭筋

腰をのばし，ガニ股にならないよう注意！

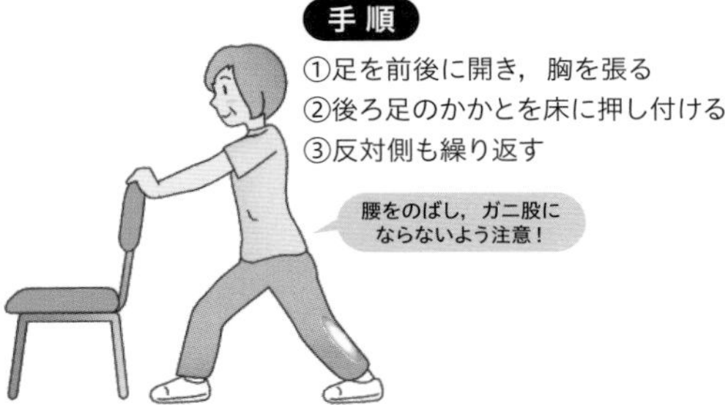

手順
①足を前後に開き，胸を張る
②後ろ足のかかとを床に押し付ける
③反対側も繰り返す

ストレッチするターゲット筋肉：ふくらはぎの筋肉群（下腿三頭筋・ひらめ筋）

椅子があれば，椅子の後方に立ち，背もたれを把持する．足を前後に開き，胸を張る．後ろ足のかかとを床に押し付けるようにふくらはぎをのばす．この時に腰をのばし，姿勢がガニ股にならないように注意する．片方が終われば，もう一方も同様に行う．

【おしりのばし】

●中殿筋と周囲の臀部の筋群

背中が丸まらない
ように注意！

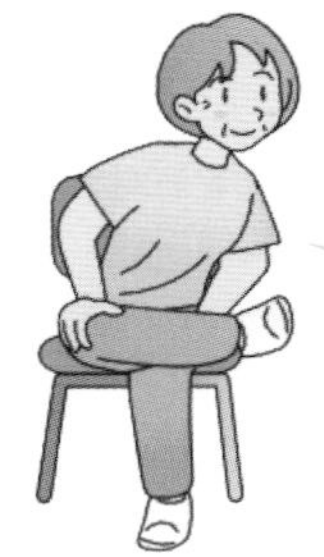

手順
①片足を組んで座る
②組んだ足のつま先側に体を倒す
③反対側も繰り返す

ストレッチするターゲット筋肉：おしりの筋肉（中殿筋，および周囲の殿筋群）

椅子に座り，あぐらをかくように片足をもう一方の膝の上に組むようにする．組んだ脚のつま先側に体を倒す．この際に，背中が丸まらないように，胸を張りながら倒すことを意識する．片方が終われば，もう一方も同様に行う．股関節が固い（関節可動域が小さい）人，股関節を手術をした経験のある人，痛みを伴う人などは，無理をしない．

2）上肢のレジスタンストレーニング

【ばんざい】

●肩周囲と背筋群

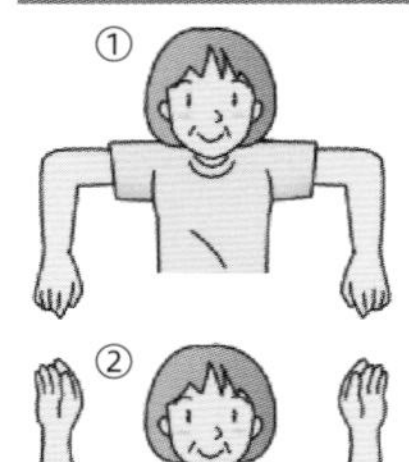

手順

①両脇を開き，指先を下に向けて，肘を肩の高さまで上げる
②肩を中心に，指先を上に向ける

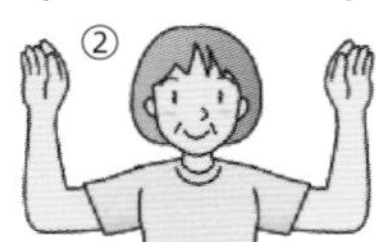

レジスタンストレーニングのターゲット筋肉：肩の周りと背筋（肩関節周囲筋・背筋群）

両脇を開き，指先を下に向けて，肘を肩の高さまで上げる．その後，ゆっくりと肩関節を中心に，指先を上方に向ける．この際に，肘の位置が徐々に下がってしまうことが多いため，肩関節と同じ高さを維持することを意識する．

【おいのり】

●腕，胸，肩周囲筋群

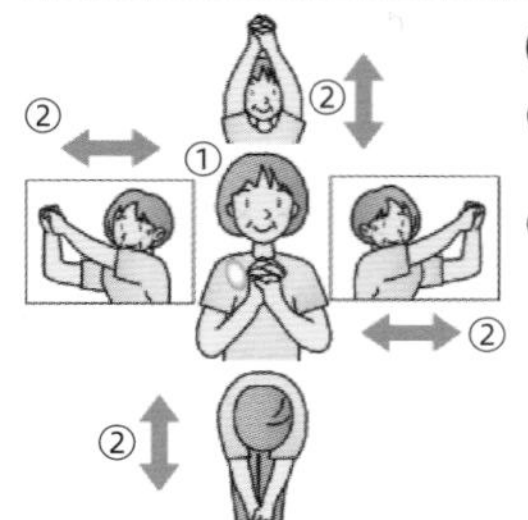

手順

①両腕を強く押し合いながら，手を胸の前で組む
②腕を押し合ったまま，右・左・上・下・前へと動かす

レジスタンストレーニングのターゲット筋肉：腕，胸，肩周りの筋肉（上腕・胸筋・肩関節周囲筋群）

両腕を強く押し合いながら，手を胸の前で組む．腕を押し合ったまま，右・左・上・下・前方へと動かす．この際に，動かすことに意識が向いてしまい，両腕を押し合うことへの意識が薄れてしまうため，腕は押し合いながら動かすことに注意する．

【腕立て伏せ】

●肩，腕，胸，背筋群

一度ずつ，腕はまっすぐにのばす

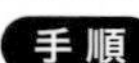

①椅子の座面に手を置く
②肘を曲げて戻す

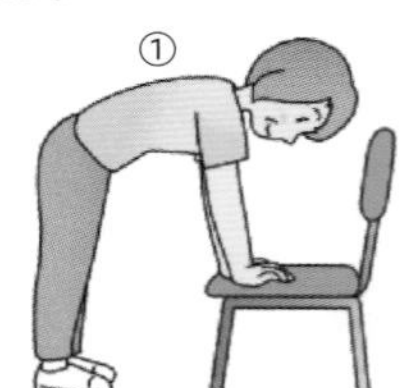

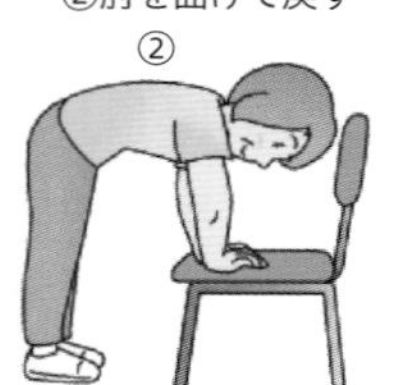

レジスタンストレーニングのターゲット筋肉：腕，胸，肩周りの筋肉（上腕・胸筋・肩関節周囲筋群）

椅子の座面に両手を置き，肘を曲げてのばす運動を繰り返す．

3）下肢のレジスタンストレーニング

【けりあげ】

●主に大腿四頭筋

←膝をのばしたら,
つま先を上に向ける

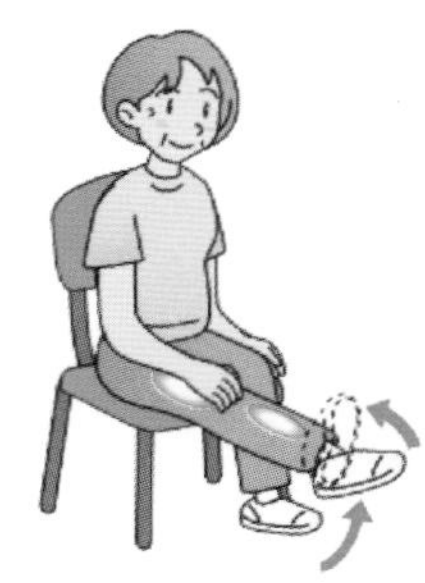

手順

①椅子に浅く座る
②ゆっくりと片方の膝をまっすぐにのばす
③ゆっくりと元の位置まで戻す
④反対側も繰り返す

レジスタンストレーニングのターゲット筋肉：太ももの筋肉（主に大腿四頭筋）

座椅子に浅く座り，ゆっくりと片方の膝を曲げてのばす．この時，戻す際もゆっくり動かすことが重要である．片方が終われば，もう一方も同様に行う．

【足上げ】

●股関節屈筋群

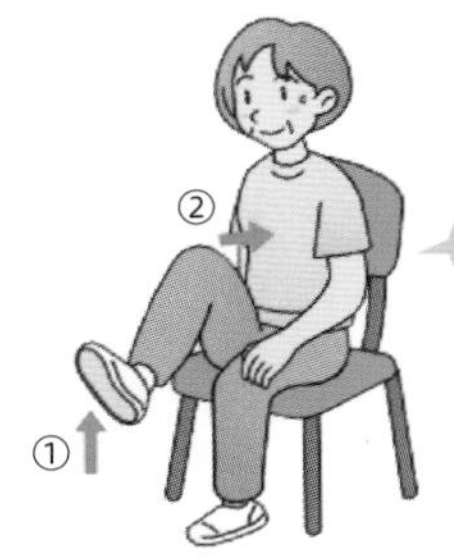

手順

膝を曲げたまま片足を持ち上げる

レジスタンストレーニングのターゲット筋肉：股関節周りの筋肉（股関節屈筋群）

座椅子に座り，膝を曲げたまま，片足を持ち上げる．前述した「けりあげ」と異なり，股関節が運動の軸となるため，その点に注意する．足を戻す際もゆっくり動かすことが重要である．片方が終われば，もう一方も同様に行う．

【膝の曲げ】

●ハムストリングス

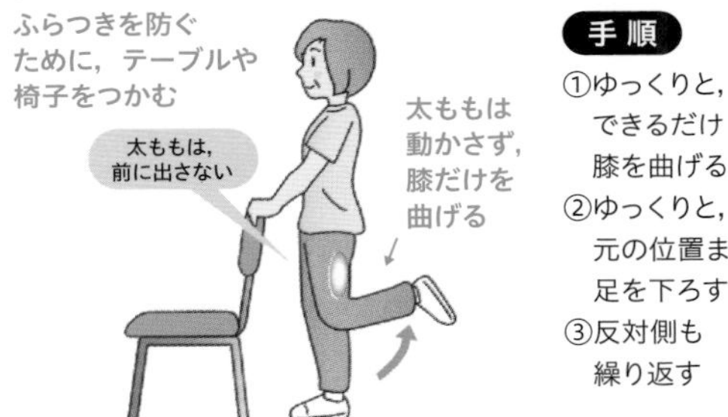

手順

①ゆっくりと，できるだけ膝を曲げる
②ゆっくりと，元の位置まで足を下ろす
③反対側も繰り返す

レジスタンストレーニングのターゲット筋肉：太ももの裏の筋肉（主にハムストリングス）

椅子の背もたれなどの把持して支えることができるものをつかみ，膝を中心にして，片方の膝を曲げてのばす．この時，戻す際もゆっくり動かすことが重要である．片方が終われば，もう一方も同様に行う．

【横上げ】

●中殿筋

ふらつきを
防ぐために，
テーブルや
椅子をつかむ
ガニ股にならず，
真横に上げる

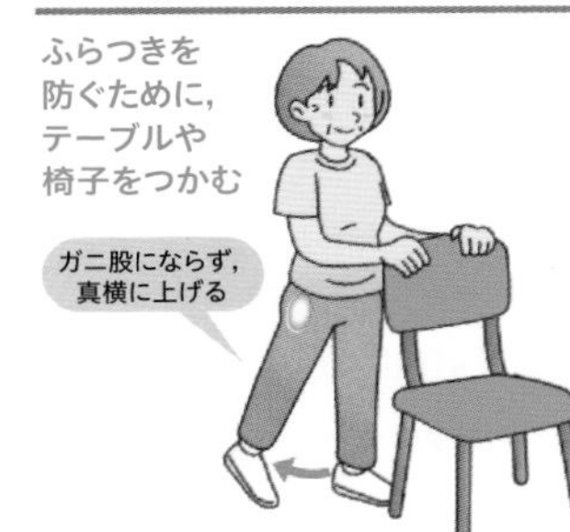

手順

①つま先を正面に向けて立つ
②ゆっくりと足を真横に上げる
③ゆっくりと足を下ろす
④反対側も繰り返す

レジスタンストレーニングのターゲット筋肉：おしりの横の筋肉（主に中殿筋）

椅子の背もたれなどの把持して支えることができるものをつかみ，股関節を中心にして，脚の横に上げて戻す．この時，戻す際もゆっくり動かすことが重要である．片方が終われば，もう一方も同様に行う．

【背伸び】

●下腿三頭筋

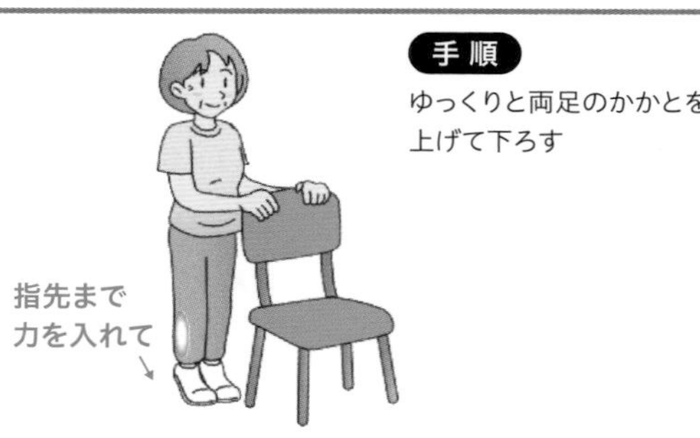

手 順
ゆっくりと両足のかかとを上げて下ろす
指先まで力を入れて

レジスタンストレーニングのターゲット筋肉：ふくらはぎの筋肉（主に下腿三頭筋）

椅子の背もたれなどの把持して支えることができるものをつかみ，つま先立ちになり，元に戻る運動を繰り返す．この時，戻す際もゆっくり動かすことが重要である．

【スクワット】

●主に大殿筋，大腿四頭筋

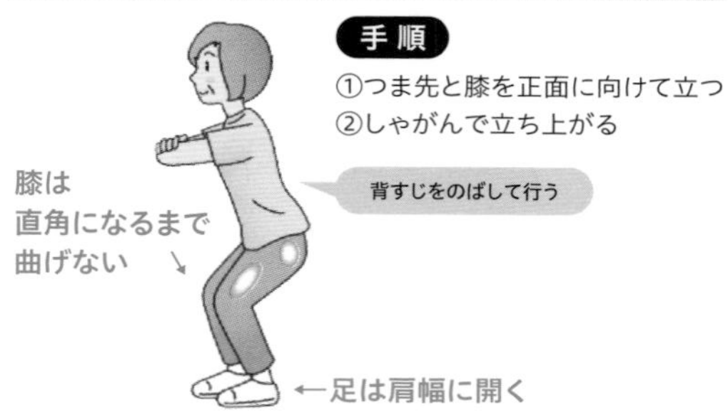

手 順
①つま先と膝を正面に向けて立つ
②しゃがんで立ち上がる
背すじをのばして行う
膝は直角になるまで曲げない
←足は肩幅に開く

レジスタンストレーニングのターゲット筋肉：太ももの筋肉（主に大腿四頭筋）

つま先と膝を正面に向けて立ち，ゆっくりしゃがんで立ち上がる動作を繰り返す．安定のために，脚は肩幅かそれ以上に開く．お辞儀するような運動を行うと運動効果が低くなることと，腰痛を引き起こす可能性があるため，背すじを伸ばして行うことを意識する．また，膝関節への負担を考慮して，膝関節を 90 度以上に曲げないようにする．

【脚そらし】

●大殿筋

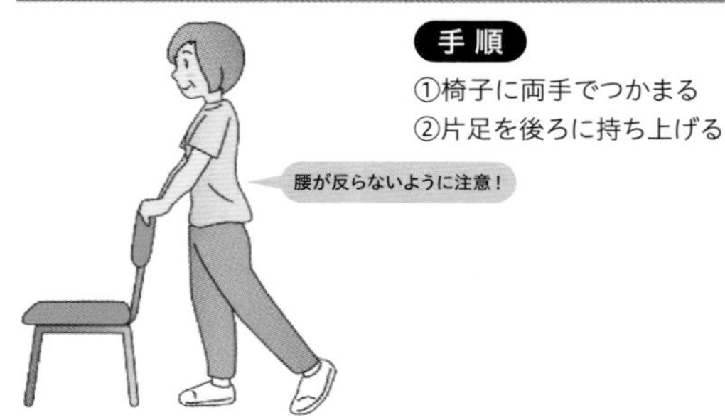

手 順
①椅子に両手でつかまる
②片足を後ろに持ち上げる
腰が反らないように注意！

レジスタンストレーニングのターゲット筋肉：おしりの筋肉（主に大殿筋）

椅子の背もたれなどの把持して支えることができるものをつかみ，股関節を中心にして，後方に脚を上げて戻す運動を繰り返す．戻す際もゆっくり動かすことが重要である．片方が終われば，もう一方も同様に行う．

4）体幹部のレジスタンストレーニング

【体ひねり】

●腹筋群と股関節屈筋群

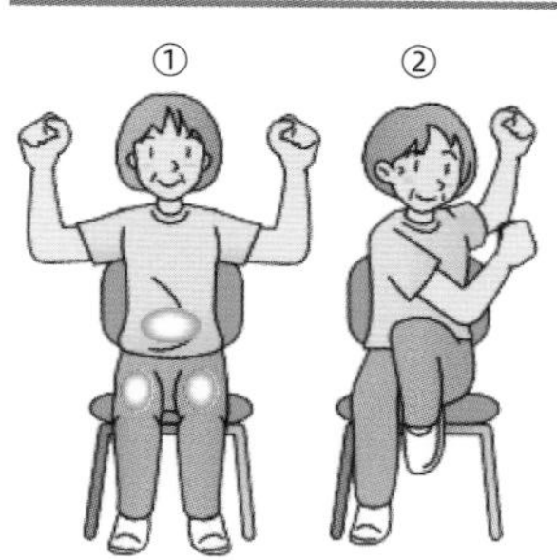

手 順

①肘を曲げ，肩の高さまで上げる
②腕と反対側の腿を上げ，肘とくっつける
③反対側も行う

なるべく体をかがめないようにしましょう

レジスタンストレーニングのターゲット筋肉：腹筋と股関節周囲の筋肉（主に腹筋筋，股関節屈筋群）

椅子に浅く座り，肘を曲げ，肩の高さまで上げる．その後，肘と反対側の膝を近づけるイメージで，体を捻転させる．この時，戻す際もゆっくり動かすことが重要である．片方が終われば，もう一方も同様に行う．注意点として，体をかがめると楽に実施できるが，運動効果が失われてしまうため，意識して体をかがめないようにする．

【立橋】

●背筋，大殿筋，大腿四頭筋，バランス練習

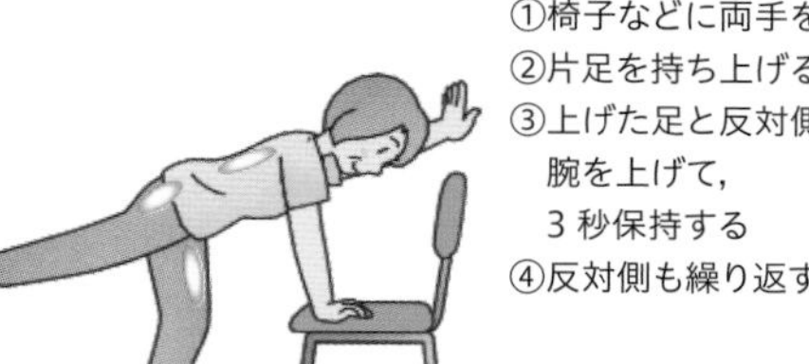

手 順

①椅子などに両手をつく
②片足を持ち上げる
③上げた足と反対側の腕を上げて，3 秒保持する
④反対側も繰り返す

レジスタンストレーニングのターゲット筋肉：背中，おしり，太ももの筋肉（主に背筋群，大殿筋，大腿四頭筋）

椅子などに両手をつき，まずは片脚をまっすぐ上げる．上げた脚の反対側の腕をまっすぐ上げ，その姿勢を 3 秒間維持する．反対側も同様に繰り返す．転倒の危険性がかなり高い姿勢のため，慣れないうちは 2 人 1 組で補助を行いながら実施する．

【背すじ伸ばし】

●背筋群

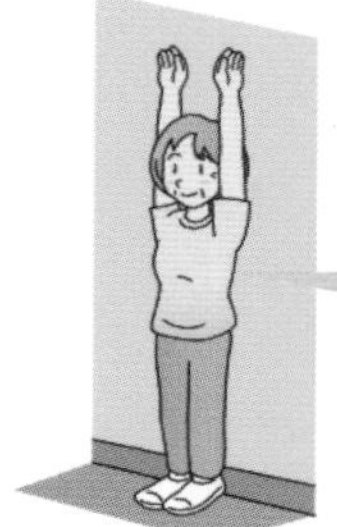

手 順

①まっすぐに立って背中全体を壁につける
②バンザイをする

腰はそらさないように注意！

近くに壁がない場合には，ペアになって背中合わせをしてバンザイをしましょう

レジスタンストレーニングのターゲット筋肉：背中の筋肉（主に背筋群）

壁際にまっすぐ立ち，背中全体を壁に接着させる．その後，両手を上げて「ばんざい」の姿勢を取る．注意点として，腰をそらさないようにする．壁が近くない際は，2 人 1 組で背中を合わせて行う．

5）バランス運動

【しのび足】

●歩行練習

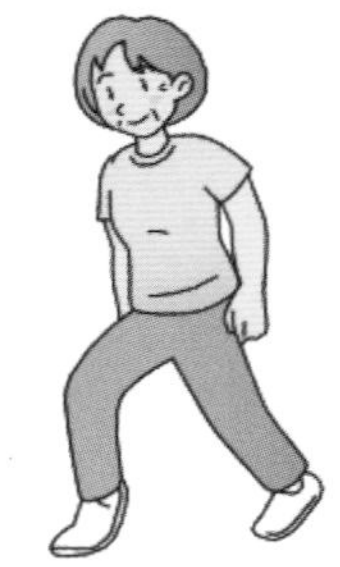

手 順
足音をたてないようにそうっと歩く

足音を立てないように，ゆっくり歩くことにより，全身の協調性を高める．

【つぎ足歩行】

●バランス練習

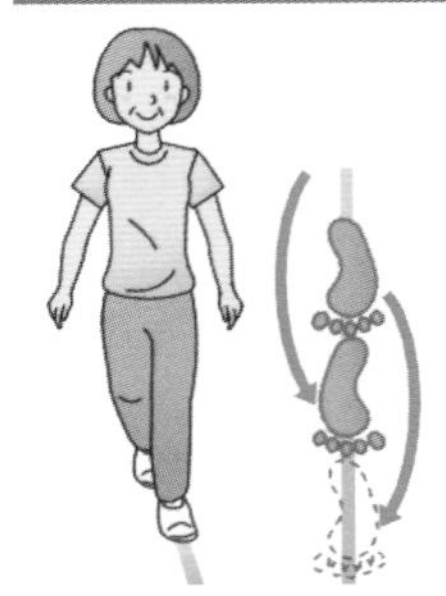

手 順
①線の上に立つ
②つま先にかかとをつけるように歩く
③10 歩行う

線の上に立つ（会場に線を引くことが難しい場合は，頭の中でイメージする）．片方の足のつま先ともう片方のかかとが触れるように 10 歩歩く．

【クロスステップ】

●歩行練習

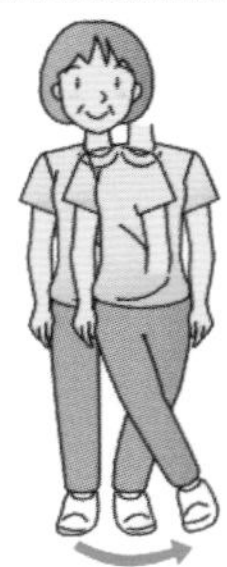

手 順（左へ進む）
①右足を左足の横に出す（前から）
②左足を抜く
③右足を左足の横に出す（後ろから）
④逆の手順で繰り返し，右へ進む

右足を，左足の前から交差するように，左足よりも左側に着地する．交差した状態から，左足を左側に抜いて，通常の立位に戻る．次に，右足の後ろから交差するように，左足よりも左側に接地する．左側に 10 歩進んだら，今度は右側に 10 歩進む．

【しこふみ】

●バランス練習

腕も上げ，
ポーズをとりましょう

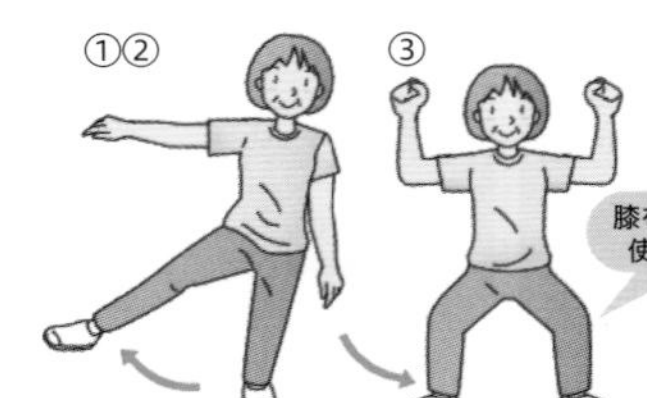

手 順
①片足を上げる
②上げた足を大きく開く
③膝を曲げて着地する

腕と片足を上げて，上げた脚を大きく横に開き，膝を曲げて着地する．足を下ろす際に，大きな音が「鳴らない」ように，膝を柔らかく使うことが重要である．片方が終われば，もう一方も同様に行う．

【脚で円を描く】

●バランス練習

手順
①床に円を描くように
足を動かす
②反対側も繰り返す
膝は常に
まっすぐ
のばして
円を描く
できるだけ遠くへ
足を動かしましょう

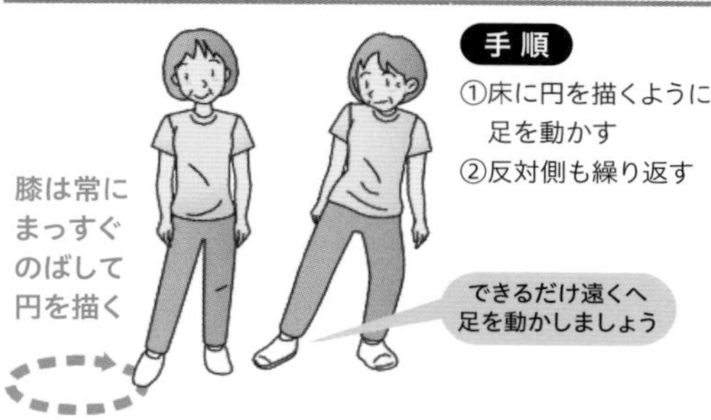

片脚で床に円を描くように足を動かす．動かす足については，常にまっすぐのばして円を描くように注意する．円を描くときは可能な限り，遠くへ足を動かすことを意識する．

6）持久力トレーニング

持久力としては，**屋外ウォーキング**を実施する．その場合，プログラム①と②で 20 分ずつで区切った形でプログラム例を提示しているが，比較的，長時間の運動を行うことが持久力トレーニングとしては推奨されるため，持久力トレーニングを実施する日に関しては，プログラム①と②の時間を合算した 40 分ほどのウォーキングを実施する．歩行姿勢についても，意識的に歩幅を大きくとり，かかとで接地し，腕を大きく振ることを意識する．

❼ スタッフが意識したいこと・注意点

運動は継続することが何より重要であり，継続しなければ効果を実感することは困難である．高い目標を設定することは，継続の阻害となる可能性もあるため，まずは正しく参加者の状態を把握し，適切なプログラムを選択するとともに，参加者が運動を楽しめているかどうかをつぶさに確認することが，フレイル予防教室を継続するにあたっては重要である．そのため，スタッフは参加者のできないところを見つけるのではなく，できることを見つけてほめることで運動が本来楽しいものであると意識させることを目指してほしい．一方で，運動の強度が上がれば上がるほど**有害事象**（転倒など）の生じるリスクも上昇するため，リスク管理（II 章 -2 参照）をしっかり行うことも忘れないでほしい．

（堤本広大，島田裕之）

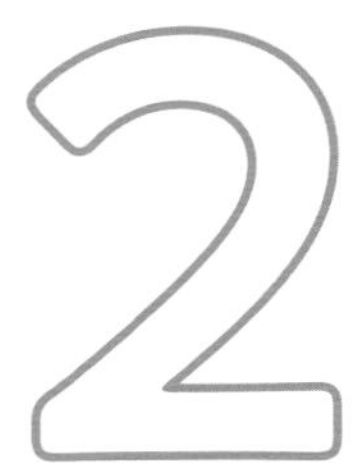

認知症予防教室

❶ 認知症予防教室について

認知症予防にかかわる取り組みは全国でも数多く存在しており，地域在住高齢者において取り組むべき喫緊の課題の１つである．国立長寿医療研究センターによる**認知症予防に資する効果的な取組事業に関する調査研究**においては，様々な自治体における予防教室の実践内容が報告された．参加者からは，事業に参加することで「地域住民の認知症を含めた介護予防に関する意識が向上した」，「地域住民同士の支えあいのネットワークができた」と，複数人で行う活動は心身のみならず対象者それぞれの認識や行動変容につながる可能性がある重要な取り組みであるとされた[9]．本項では，実際の認知症予防教室で活用できる内容について，運動しながら認知課題を行うコグニサイズや運動以外の取り組みを紹介する．

❷ 認知症予防教室で実施する運動

運動による認知機能への介入効果については，有酸素運動，レジスタンストレーニング，複合的な運動プログラムなどが数多く報告されてきた[10]（Ⅰ章 -3 参照）．さらに，運動の実施や身体活動の促進は，個人が自身で取り組む**ポピュレーションアプローチ**により行う場合，もしくは**ハイリスクアプローチ**のように集約的に介入する場合のいずれでも，環境や費用などによる制限が少なく，実施可能性が高いため，認知症予防のための取り組みの方法の１つとして注目をあびている．

国立長寿医療研究センターでは，認知症予防を目的とした運動方法の１つとして，認知（cognition）と運動（exercise）を組み合わせた**cognicise（コグニサイズ）**を開発した．コグニサイズは運動と認知課題を同時に行うもので（二重課題），コグニサイズを含む複合的な運動プログラムにより認知機能の維持，向上に効果がみられた[11]．コグニサイズの課題設定としては，軽く息がはずむ程度で（中強度程度の負荷），たまに間違えてしまうような難易度の認知課題が勧められている．運動課題の負荷量に関しては，心拍数（脈）の目標値を決めておくことでより適切な負荷をかけることも重要である．また，課題に慣れてしまうと認知課題の難易度が低下するので，課題の種類や難易度を適宜変更することがポイントとなる．このようにコグニサイズは，いくつかのポイントを押さえることで可変的な課題設定ができ，様々な対象者に汎用することができる課題といえる．また，高齢者を対象にする場合に，運動に慣れてい

無理をして行うと筋や関節が損傷する危険があります。とくに、今まで運動をしていない方が急に始めた時が危険です。
安全で効果的にトレーニングを行うために、実施の前に以下の10カ条を確認しましょう。

1条 無理はしないで徐々に行う

2条 ストレッチしてから開始する
体が暖まっていない状態で
急に運動をすると、ケガにつながります。

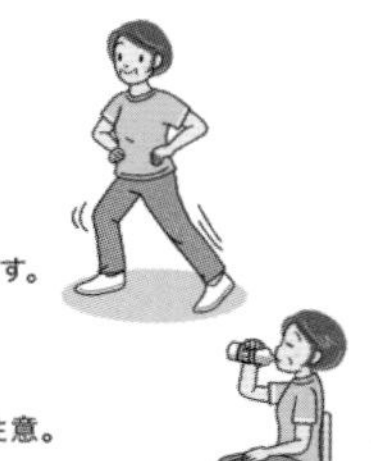

3条 水分を補給する
水やスポーツ飲料を飲んで、脱水に注意。

4条 痛みが起きたら休息を取る
痛みは体からの危険信号です。
痛さをこらえてまで行わないようにしましょう。

5条 トレーニング中の転倒に注意
ふらつきそうなときは、
何かにつかまって行いましょう。

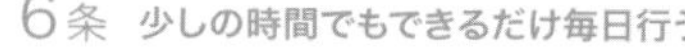

6条 少しの時間でもできるだけ毎日行う

7条 「ややきつい」と感じるくらいの運動を行う
実際には、脈拍数を測定して、
適正な運動強度で実施しましょう。

8条 慣れてきたら次の課題にうつる

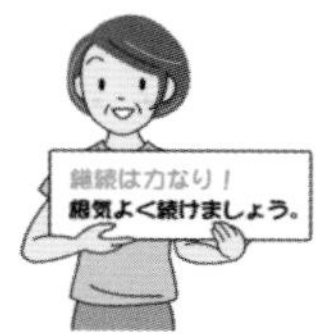

9条 トレーニング内容は複数の種目を行う
筋トレやバランス練習なども取り入れて、異なる内容の
トレーニングを複数行いましょう。

10条 継続がもっとも大切
運動の継続のためには実施記録
やグループ活動が役立ちます。
ひとりで行う時は1日の中で時間
を決めて行うと良いでしょう。

継続は力なり！
根気よく続けましょう。

図1 コグニサイズ実施の10カ条

ない方も多いため，運動する前に気をつけるべき点を整理・共有しておくと有用である（図1）.

❸ 具体的な60分プログラム例

時間	項目
～5分	挨拶・体調確認
5～10分	ストレッチ等の準備体操
10～30分	コグニサイズなどの運動
30～35分	休憩
35～55分	行動変容技法
55～60分	挨拶・連絡事項

大きく分類すると，①準備，②コグニサイズなどの運動，③行動変容を意識した取り組み，と大別できる．重要な点は，ケガを予防し，適切な運動や認知負荷を与え，それが教室以外でも活かされるような行動変容を導くことである．

1）挨拶・体調確認

認知症予防教室の参加および継続のためには，その場の**雰囲気作り**，つまりスタッフや参加者がいきいきと活気ある場であることが大切である．雰囲気作りを行う手段の1つとして，挨拶がある．挨拶はスタッフと参加者，および参加者同士のコミュニケーションである．挨拶がきっかけとなり何気ない会話が続くことで参加者の交流が増えるかもしれない．加えて参加者の**体調確認**の要素も兼ねており，実施により参加者の様々な情報を得ることもできる（表情や顔色はどうか，目線が合うかなど）．挨拶が自然に行われていくことで，教室全体の連帯感も生まれる．

2）ストレッチなどの準備体操

ストレッチの効果は様々あげられるが，主な目的は筋の柔軟性を高め，関節の可動域を広げることである．その結果，運動時のケガの予防や疲労回復などの効果も期待できる．具体的な方法については，**「介護予防・認知症予防のためのリフレッシュ運動手帳」**などがインターネットでアクセス可能なため，ぜひ参考にしてもらいたい[12)]．

3）コグニサイズなどの運動

具体的な方法は後述するが，コグニサイズにかかわらず，実施してもらう運動にはどの程度の負荷が参加者にかかっているかを把握することが重要である．その把握方法の１つには，心拍数（脈）の測定がある．適切な運動負荷の状況を把握するために，実施後すぐに確認することがポイントである．実施後の変化を捉えることで，課題の調整に役立つ．プログラム内容に含む運動は，筋力トレーニング，有酸素運動（屋外歩行やサーキットトレーニング）などを適宜加え，バランスよく実施することが重要である．

4）行動変容技法

認知症予防をはじめとして身体活動を促進するためには，**教室以外での活動量増加**を促すことが大切である．そのため，予防教室で実施される内容は，可能であれば教室以外でも活かせる内容が望ましい．また教室の参加者同士のつながりは何より重要であり，対象者同士の交流機会を積極的に増やすことも必要である．スタッフの役割は，参加者同士のつながりを作ること，変化に対してポジティブなフィードバックを行うことであり，参加者の行動変容においてもそれらが重要である．

5）挨拶・連絡事項

終わりの挨拶は，会のメリハリをつけるうえで重要である．今回，参加されたことを労い，次回も継続して続けていく意思の確認まで行えることが望ましい．参加者によっては，他者と自己の能力の違いに落ち込む場合もある．そういった人にも目を向け，継続して参加できていることが重要であると改めて伝えることもスタッフの役割として必要かもしれない．

予防教室は継続していくことが重要であり，徐々に参加者主導で運営，実施していくことが望まれる．また，参加初期から難易度が高すぎてしまうと参加意欲が減退してしまうことも想定される．そのため，「導入期」，「Step1」…など，参加者全員ができる内容を工夫しながら変化をもたせていくことで，参加者自身もできる喜びが増し，**自己効力感**を高めることにつなげることができる．特に導入期は，やや簡単と思われる内容から開始し，そのなかで参加者の能

	設定レベル	リフレッシュ体操	有酸素運動	サーキット	コグニサイズ	行動変容
第1回	導入期	初級	●		●	
第2回		初級	●		●	
第3回		初級	●		●	
第4回		初級	●		●	
第5回		初級	●		●	●
第6回	Step 1	初級	●		●	
第7回		初級	●		●	
第8回		初級	●		●	
第9回		初級	●		●	
第10回		中級		●	●	●
第11回		中級	●		●	
第12回		中級	●		●	
第13回		中級	●		●	
第14回		中級	●		●	
第15回		中級	●		●	●
第16回	Step 2	上級		●	●	
第17回		上級	●		●	
第18回		上級	●		●	
第19回		上級	●		●	
第20回		上級	●		●	●
第21回		参加者が講師役（ストレッチ2体操6）	●	●	●	
第22回					●	
第23回					●	
第24回			●		●	
第25回					●	●
第26回	Step 3			●	●	
第27回			●		●	
第28回					●	
第29回			●		●	
第30回			●		●	●
第31回				●	●	
第32回					●	
第33回					●	
第34回			●		●	
第35回					●	●
第36回			●	●	●	
第37回					●	
第38回					●	
第39回			●		●	
第40回			●		●	●

図2 コグニサイズ導入の流れ（例）

力を評価しながら実施することが教室運営では重要である．

❹ 認知症予防教室にコグニサイズを導入するときの工夫

コグニサイズは，1人でもグループであっても取り組むことが可能であり，対象者の状態に応じた課題を設定していくことが重要である．例えば，予防教室初期は対象者間の関係性に応じて1人で可能なコグニサイズを選択することも必要かもしれない．一方，コグニサイズは失敗することで場の雰囲気が和む場面もあり，場の連帯感を作るきっかけにもなる．そのため，スタッフは「あえて」**計画的な失敗**を対象者に見せることで，「誰でも間違いはある」といった認識を共有することが重要である．しかし，常に間違うような課題は参加している対象者にとって難易度が高すぎる可能性があるため注意が必要である．

❺ コグニサイズの実際

コグニサイズの具体例は様々ある．コグニサイズの実際に関する詳細については，既刊書『コグニサイズ入門』（医歯薬出版）を参照してもらいたい．

❻ 認知症予防教室で行える取り組み

認知症予防のための取り組みにおいて，運動以外の方法で，普段の生活で実践可能な取り組みについて紹介する．

1）食事指導

認知症予防において注目されているのが**地中海食**である[13)]．地中海食の特徴は，野菜，豆類，果物，ナッツ類，穀類，オリーブオイルの摂取が多く，飽和脂質や肉の摂取が少ないことがあげられ，同様の北欧食のような食事もよいとされている．これらの食物には，葉酸，ビタミンB群，ビタミンC，D，E，セレンなどがあり，抗酸化作用がある栄養素は特に重要といえる．

日本食は，これらの栄養素をバランスよく摂取できるメニューが多いため，地中海食に積極的に変更するというよりは，まずはバランスのよい食事を摂取できているか，食事の回数は減っていないかなどを確認するとよいだろう．日頃の食生活の確認を自身でモニタリングしてもらうことは，記憶力の活性化だけでなく自身の健康状態に目を向けてもらうきっかけになり得る点からも，アドヒアランス向上にも寄与する可能性がある．

2）スマートフォンの活用

スマートフォン（以下，スマホ）の活用は，日々の生活や認知症予防においても重要である．**『あたまとからだを元気にする　MCI ハンドブック』**が国立長寿医療研究センターより発行されており，スマホの活用を含む様々な情報が載せられているため参考にしてもらいたい[14)]．具体的には，スマホを用いた**ビデオ通話**の利用，**脳トレーニング**ゲームの実施，アラーム機能の活用，カメラ機能を使った記憶を補完する活用がある．人との会話などの社会的交流は，認知症予防に重要であり，ビデオ通話などであっても週1回以上は誰かと会話することが推奨されている．またスマホのアプリであるような脳トレーニングは，長期的な効果の有効性は不明だが，短期的な効果であれば市販のゲームを行うことで認知機能に有効であることが示されている．アラーム機能は，時間の管理だけでなく，アラームに「ラベル」をつけることで目的も記載できる機能がついている場合もある．カメラ機能は，レシートを写真で撮っておき買ったものを確認することで記憶の補完になる．このようにスマホの活用は，普段の生活に落とし込めるものが多くある．そのため早期からこれらの活用方法を実践し，習慣化されるようにしてもらいたい．

3）日々の生活で意識したいこと

一般的なこととなってしまうが，喫煙や多量の飲酒は認知症発症リスクを上げ，脳を萎縮させる危険性がある．また，高齢になると難聴の恐れも多くなる．聴覚情報の低下は，認知機能低下に関連することがあり，**補聴器**などのデバイスを積極的に活用することが大切である．

認知症予防には，単一の内容で構成されたプログラムを実施すれば十分というものではなく，様々な内容や課題を併用することが望ましい．また，教室に参加した日だけプログラムに取り組むのではなく，教室で行う課題や取り組みを普段の生活の中にいかに落とし込めるかが重要となる．そのため，教室運営に従事するスタッフは，対象者を飽きさせない創意工夫，予防教室以外の日頃の生活で役立つ知識（食事やスマホの使用など）を盛り込みながら運営していくことが重要である．また，1人で頑張るのではなく対象者同士でともに行うことで，継続可能な教室運営にもつながる可能性がある．はじめはスタッフ主導であれ，最終的な目標は対象者同士の交流や自主化の促進であるため，スタッフ自身も過度な介入にならないようかかわることが重要である．

（土井剛彦，崎本史生）

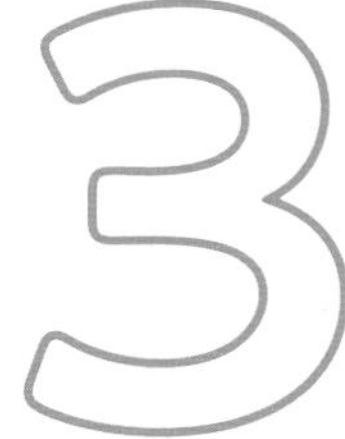

3 口腔機能・栄養改善教室

❶ 口腔機能・栄養改善教室について

高齢者にとって「食べること」は栄養摂取のみならず楽しみや生きがいを生む．「食べること」が満足にできない状態は，摂取する食品の偏りや摂取量の減少をもたらし，エネルギー量やたんぱく質の不足，筋肉の減少につながる．さらに，運動不足やエネルギー消費の減少を招き，食欲低下から**低栄養状態**を助長するといった負のサイクルに陥る危険が高くなる[1]．

また，口腔機能低下は栄養状態の悪化につながる[16]．そのため，介護予防において食べることの大切さ，楽しみを理解し，食べるための機能を維持することは重要である．本項では，栄養改善に関する講義と口腔機能の維持・向上を目的とした実技の具体的なプログラム例について示していく．

❷ 具体的な 60 分プログラム例

～5分	挨拶・体調確認
5～15分	セルフチェック（食生活・口腔機能）
15～35分	プログラム①　食生活セルフチェックの結果に対する解説と講義
35～40分	プログラム②　口腔機能の向上に有効な体操，マッサージの紹介
40～50分	プログラム③　口腔機能を使ったゲーム
50～55分	教室内容のまとめ
55～60分	挨拶・連絡事項

プログラム①～③については，❸の具体的なプログラム例から，適宜，選定して実施する．

❸ 具体的なプログラム例

1）セルフチェック

【食生活チェック】

食生活のセルフチェックでは，表2の「食生活のチェック表」をもとに食事の頻度や構成，体重変化について尋ね，次に紹介するプログラム①の講義内容について指導する．特に，2または3の回答，あるいは「わからない」などの声に対し，講義のポイントを選択するとよい．

表2　食生活のチェック表

	質問項目	回答
1	1日3食，食事をしていますか	1. 毎日している 2. ときどきしている 3. ほとんどしていない
2	主食・主菜・副菜のそろった食事をしていますか 主食とは：ごはん，パン，めん類など 主菜とは：魚，肉，大豆製品，卵を使った料理 副菜とは：野菜，きのこ，海藻などを使った料理	1. 1日2回以上している 2. 1日1回はしている 3. ほとんどしていない
3	牛乳やヨーグルト，チーズなどの乳製品，豆乳を食べていますか	1. ほぼ毎日食べる 2. ときどき食べる 3. ほとんど食べない
4	水，お茶，ジュース，コーヒーなどの飲み物を1日に何杯くらい飲みますか	1日に ____ 杯
5	いろいろな種類の食品を意識して食べるようにしていますか	1. 毎日している 2. ときどきしている 3. ほとんどしていない
6	定期的に身長，体重を測定していますか	1. はい 身長 ______ cm，体重 ______ kg 2. いいえ
7	この3か月間に体重の変化がありましたか？	1. 増えた 2. 変わらない 3. 減った

【口腔機能チェック】

オーラルフレイルのチェックでは，「オーラルフレイルのセルフチェック表」[17] を実施し，「オーラルフレイルの危険性あり」以上に該当した場合は，プログラム②に紹介するトレーニングを行うことで口腔機能が衰えないように指導する．また，かかりつけ医に相談するなど，早めの対策をとる必要がある．

表 3 オーラルフレイルのセルフチェック表

	はい	いいえ
半年前と比べて，堅いものが食べにくくなった	2	0
お茶や汁物でむせることがある	2	0
義歯を入れている※	2	0
口の渇きが気になる	1	0
半年前と比べて，外出が少なくなった	1	0
さきイカ・たくあんくらいの堅さの食べ物を噛むことができる	0	1
1 日に 2 回以上，歯を磨く	0	1
1 年に 1 回以上，歯医者に行く	0	1

※歯を失ってしまった場合は義歯などを適切に使って堅いものをしっかり食べることができるよう治療することが大切です．

合計の点数が		
	0～2 点	オーラルフレイルの危険性は低い
	3 点	オーラルフレイルの危険性あり
	4 点以上	オーラルフレイルの危険性が高い

（文献 17 より引用）

2）プログラム① セルフチェックの結果に対する解説と講義

講義内容	ポイント
■バランスのとれた食事について ・1 日 3 食，規則正しく食べる	・食事回数が減ると必要な栄養を十分摂取することが困難になる． ・規則正しく食べることで 1 日の生活リズムが整う． [あわせて説明するとよいポイント] ・朝食は飲み物だけや食べる習慣がない人も果物など手軽なものから始める
・主食・主菜・副菜をそろえ，乳製品や果物をあわせた食事 図 3，図 4 [18, 19]	・いろいろな食品を組み合わせることで栄養・見た目のバランスがよくなる． [あわせて説明するとよいポイント] ・主食・主菜・副菜・乳製品・果物のはたらき ・10 食品群の紹介とチェックシートの活用 [3] ・量のバランスは、お弁当箱で確認 主食：主菜：副菜＝3：1：2 ・まとめ買いした食品の保存の仕方 ・市販加工食品利用，外食時の工夫 ・味の変化をつける工夫（多様な調理法や調味料の使用など） ・摂食嚥下しやすい料理の工夫 ・食欲がないときの工夫
■水分補給について 図 5	・体の変化と水分不足 ・水分不足と健康障害のリスク [20]
■体重管理について	・定期的に測定して健康への意識をもつ

Ⅲ 介護予防教室の具体例

副菜：体の調子を整える
野菜，きのこ，海そう，いも類などを使った料理
ビタミンやミネラル，食物繊維などを多く含む

主菜：体をつくる材料
魚，肉，卵，大豆製品などを使った，おかずの中心となる料理
たんぱく質や脂質を多く含む

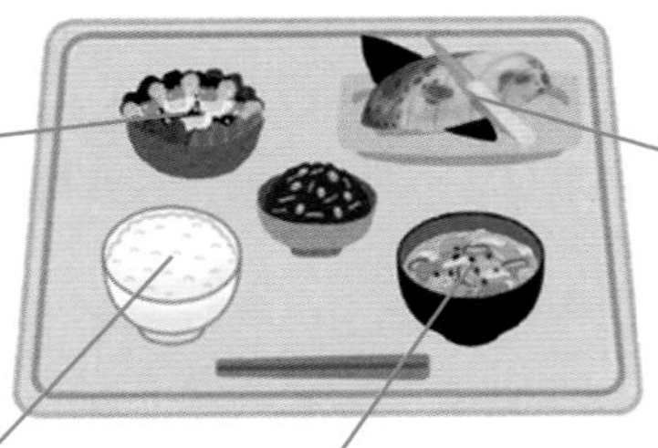

主食：主なエネルギー源
ごはん，パン，めん類などの穀物
炭水化物（糖質）を多く含む

汁物（副菜）
具だくさんにすると，副菜として足りない食材を補うことができ，塩分を抑えることにもつながる

1日1回とりたい食品
牛乳・乳製品
カルシウムを多く含む
果物
ビタミン，カリウム，食物繊維を多く含む

図3　主食・主菜・副菜をそろえた食事

（文献18より引用，一部改変）

1日のうち「1回でも食べた場合」に○をつけましょう

	肉	卵	牛乳	油	魚	大豆	緑黄色野菜	芋	果物	海藻	○の計
1日目　／											
2日目　／											
3日目　／											
4日目　／											
5日目　／											
6日目　／											
7日目　／											
7日間の計											

図4　10食品群チェックシート

（文献19を元に作成）

！高齢者は特に注意が必要です

1　体内の水分が不足しがちです
高齢者は若年者よりも体内の水分量が少ない上，
体の老廃物を排出する際にたくさんの尿を必要とします．

2　暑さに対する感覚機能が低下しています
加齢により，暑さやのどの渇きに対する感覚が鈍くなります．

3　暑さに対する体の調節機能が低下します
高齢者は体に熱がたまりやすく，暑い時には若年者よりも
循環器系への負担が大きくなります．

※心臓や腎臓の悪い方や持病をお持ちの方は，かかりつけの医師にご相談下さい．

体内の水分量

■ その他
■ 水分量

子ども	成人	高齢者
75%	60%	50%

図5　水分補給について

（文献 20 より引用，一部改変）

3）プログラム②　口腔機能の向上に有効な体操，マッサージの紹介[21)]

【パタカラ体操】 図6

「パ・タ・カ・ラ」の発音をすることで，口周りや舌の筋肉の衰えを予防・改善したり，唾液を出しやすくする．パタカラ体操の継続により，**舌筋力**や**口唇閉鎖力**を上昇させる効果が報告されている[22)]．

それぞれの音を連続して発音し，数回繰り返す．食事前に体操を行うことで，口や舌の動きがスムーズになるとともに，唾液が分泌されるため，食事がしやすくなる．

①パ
唇をしっかり閉じてから発音する．
唇の筋肉で食べこぼしを防ぐトレーニング．

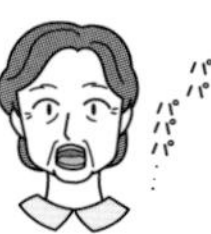

②タ
舌を上あごにくっつけて発音する．
舌の筋肉で食べ物をのどまで動かすトレーニング．

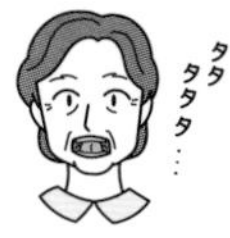

③カ
のどの奥を閉じて発音する．
食べ物を飲み込む時に肺に入らないように，
のどの奥を閉じるトレーニング．

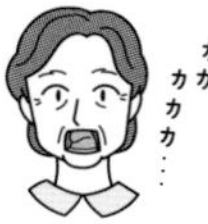

④ラ
声は舌を丸めて舌の先を上あごの前歯の裏につけて
発音する．

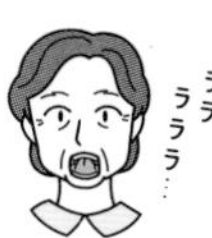

図6　パタカラ体操

（文献 22 より引用，一部改変）

【唾液腺マッサージ】

3つの**唾液腺**の刺激により唾液を分泌させる．唾液には咀嚼嚥下の補助，洗浄・抗菌作用もあり，唾液腺マッサージ 図7 [21] による嚥下機能，ドライマウス，口腔衛生への効果も報告されている[23]．

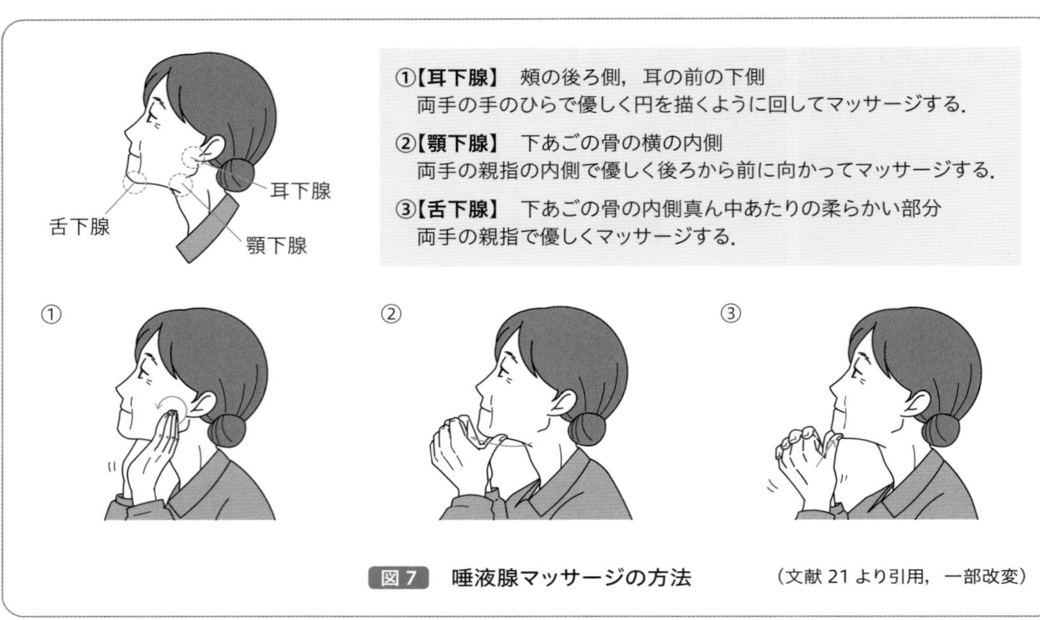

図7 唾液腺マッサージの方法 （文献21より引用，一部改変）

4）プログラム③　口腔機能を使ったゲーム

【ストロー吹き矢】

効果：口腔に関する筋力向上，心肺機能の向上，集中力の向上

必要な道具：ストロー（細いもの・太いものを1本ずつ），はさみ，ビニールテープ，的（まと）にする画用紙

内容：的にストローの吹き矢を飛ばし，点数を競うレクリエーション．
大人数で行った場合は，他の参加者とのコミュニケーションを深めるきっかけにもつながる．

【顔のじゃんけん】

効果：口腔に関する筋力向上，唾液の分泌を増やすなど

必要な道具：特になし

内容：イラストのように顔で「パー」「グー」「チョキ」を作り，スタッフの掛け声に合わせてじゃんけんを行う．
人数が多い場合は勝ち抜き戦にしてもよい．

【ストローの作り方】
1. 細いストローを 4〜5cm の長さに切る.
2. 1 の片隅を 1cm くらい折り曲げ，ビニールテープで固定する.
3. 太いストローの中に 2 を差し込んで完成.
 2 のストローが矢になる.

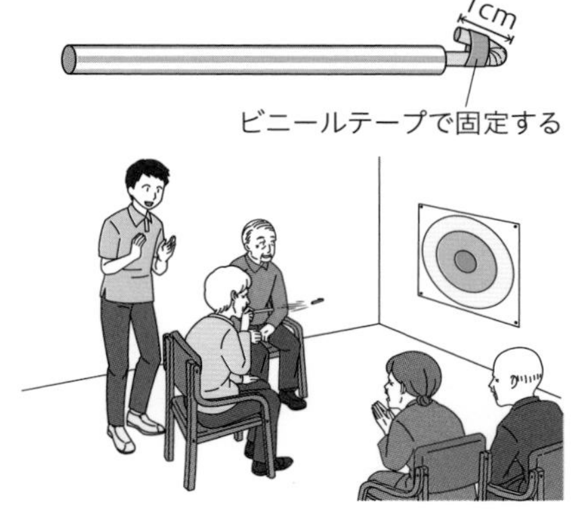

図 8 ストロー吹き矢

（文献 24 より引用，一部改変）

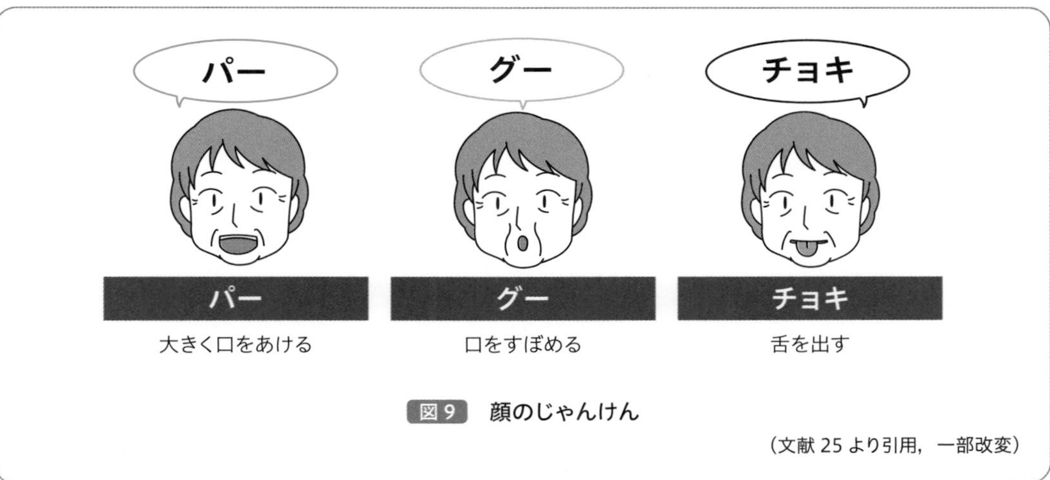

図 9 顔のじゃんけん

（文献 25 より引用，一部改変）

❹ 効果的な教室のための工夫

口腔機能・栄養改善教室の具体的なプログラム例について述べてきたが，実施にあたっては対象者の状態や理解度，目標などを勘案し取捨選択する．セルフチェックなどにより，明らかな低栄養，食事準備の困難，咀嚼・嚥下機能の低下，義歯の不具合など，特別な配慮が必要と認められる場合には，専門職と連携し，個別の対応を検討する．買い物や食事作り，食事摂取が自立した対象者においては，日常実施可能な工夫やセルフケアに重点を置くことが重要である．

（西島千陽，川上歩花）

■III章　文献

1）Fried LP, Tangen CM, et al：Frailty in older adults：evidence for a phenotype. J Gerontol A Biol Sci Med Sci 56：146-156, 2001.
2）World Health Organization：Global recommendations on physical activity for health. Geneva：WHO Press, 2010.
3）Moritani T, deVries HA：Potential for gross muscle hypertrophy in older men. J Gerontol 1980；35：672-82.
4）Fiatarone MA, O'Neill EF, et al：Exercise training and nutritional supplementation for physical frailty in very elderly people. N Engl J Med 330：1769-1775, 1994.
5）Gill TM, Baker DI, et al：A program to prevent functional decline in physically frail, elderly persons who live at home. N Engl J Med 347：1068-1074, 2002.
6）Cameron ID, Fairhall N, et al：A multifactorial interdisciplinary intervention reduces frailty in older people：randomized trial. BMC Med；11：65, 2013.
7）Province MA, Hadley EC, et al：The effects of exercise on falls in elderly patients. A preplanned meta-analysis of the FICSIT Trials. Frailty and Injuries：Cooperative Studies of Intervention Techniques. JAMA 273：1341-1347, 1995.
8）Shimada H, Uchiyama Y, et al：Specific effects of balance and gait exercises on physical function among the frail elderly. Clin Rehabil 17：472-479, 2003.
9）国立研究開発法人国立長寿医療研究センター：令和２年度厚生労働省老人保健健康増進等事業認知症予防に資する効果的な取組事業に関する調査研究：自治体における認知症の「予防」に資する取組事例集．2021：https://www.mhlw.go.jp/content/12300000/R2-5G2_s.pdf（2023年10月10日閲覧）
10）Huang X, et al：Comparative efficacy of various exercise interventions on cognitive function in patients with mild cognitive impairment or dementia：A systematic review and network meta-analysis. J Sport Health Sci 11（2）：212-223, 2022.
11）Shimada H, et al：Effects of Combined Physical and Cognitive Exercises on Cognition and Mobility in Patients With Mild Cognitive Impairment：A Randomized Clinical Trial. J Am Med Dir Assoc 19（7）：584-591, 2018.
12）杉浦地域医療振興財団：介護予防・認知症予防のための　リフレッシュ運動手帳：https://www.ishiyaku.co.jp/pickup/219370/219370_01.pdf（2023年11月9日閲覧）
13）Livingston G, et al：Dementia prevention, intervention, and care：2020 report of the Lancet Commission. Lancet. 396（10248）：413-446, 2020. Erratum in：Lancet 402（10408）：1132, 2023.
14）MCIハンドブック作成委員会：あたまとからだを元気にする　MCIハンドブック，2022：https://www.mhlw.go.jp/content/001100282.pdf（2023年10月24日閲覧）
15）Iwasaki M, et al：A Two-Year Longitudinal Study of the Association between Oral Frailty and Deteriorating Nutritional Status among Community-Dwelling Older Adults. Int J Environ Res Pub Health 18：213, 2020.
16）田中友規，飯島勝矢（東京大学高齢社会総合研究機構）：オーラルフレイル（日本医師会　国民向け啓発リーフレット）．https://www.jda.or.jp/pdf/oral_frail_leaflet_web.pdf（2023年10月24日閲覧）
17）農林水産省：栄養バランスに配慮した食生活にはどんないいことがあるの？食育の推進に役立つエビデンス．https://www.maff.go.jp/j/syokuiku/evidence/togo/html/part4-3.html（2023年10月24日閲覧）
18）東京都健康長寿医療センター研究所社会参加と地域保健研究チーム：フレイル予防応援サイト：https://tabepo.org/（2023年10月24日閲覧）．
19）厚生労働省：「健康のため水を飲もう」推進運動：https://www.mhlw.go.jp/stf/seisakunitsuite/bunya/topics/bukyoku/kenkou/suido/nomou/index.html（2023年10月24日閲覧）．
20）大阪府歯科医師会：高齢者のための新しい口腔保健指導ガイドブック．2016：https://www.oda.or.jp/pdf/pab_m06.pdf.（2023年10月24日）
21）長棹由起・他：舌口唇機能訓練が高齢者の認知機能および舌筋力と口唇閉鎖力に及ぼす影響．老年歯科医学 37：3-12，2022.
22）Jeamanukulkit S et al：Effects of the salivary gland massage program in older type 2 diabetes patients on the salivary flow rate, xerostomia, swallowing and oral hygiene：A randomized controlled trial. GGI 23：549-557, 2023.
23）モアリジョブ：楽しみながら筋力訓練を促す「口腔機能向上レクリエーション」．https://relax-job.com/more-health/7152（2023年10月24日）
24）JUNKO発！「意欲向上」「自己実現」「健康増進」「生活継続」につながる！　とっておきのレクリエーションプログラム集　第3回：身体機能の維持向上レクリエーション　口腔機能を使ったゲーム
https://dtp-nissoken.co.jp/jtkn/wk-kikaku/2017/03/03_p05.html（2023年10月24日）

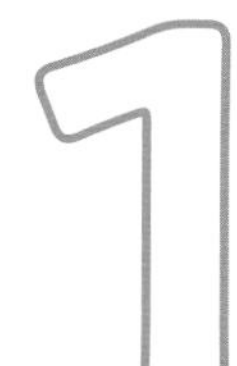

To Do とタイムスケジュール

❶ 自治体との協議，連携

どのような教室事業でも，まず実施する場所を確保し，その地域から参加者を募集する必要がある．そのため，一連の働きかけは対象地域の資源，住人を管理している地域の自治体と協議して連携をとることから始まる（Ⅳ章 -2 参照）．介護予防事業の窓口や申し込み方法は自治体により異なるため事前に確認し，必要に応じて**申請書**，**企画書**などを提出する．自治体と協議を進めていく内容としては，教室の実施場所や教室内容，運営スタッフと参加者のターゲット（どのような人に来てもらいたいか）などがある．

自治体と相互に予定を合わせ，状況に応じて複数回の打ち合わせの場を設ける必要があるため，協議を進める期間としては１～２カ月ほどを見込んでおく．

❷ 人材募集

自治体と協議のうえ，事業実施の環境を整えた後に教室を運営する人材を募集する（Ⅳ章 -3 参照）．

募集の方法は地域の広報，オンライン求人サイトなど複数あり，予算に応じてどの媒体にどれくらいの期間，**求人情報**を掲載するかを検討する．求人情報の内容には，職務内容，応募資格（適性），時給（ボランティアである場合はその旨），連絡先などを記載する．

求人を掲載する広告媒体ごとに，申請から掲載されるまでの期間や掲載期間を確認し，検討のうえ，段取りを組む．求人の掲載期間については，インターネット広告などであれば期間の長さに応じて費用を要するため，予算をふまえてあらかじめ決めておく．期間を過ぎても応募の目標人数に届かなければ，掲載期間の延長を検討する．

❸ 事業説明会

求人により応募者を集めた後は，事業内容の詳細な説明を行い，あらためて勤務意思の確認をとる機会を設ける．人材募集の方法として説明会を実施する場合もある．実施日時や場所は人材募集を終えた時点で確定し，連絡する．

❹ 研修，実習，習熟度テスト

教室を実施するうえで必要な知識やスキルを習得するための研修や実習を実施する（Ⅳ章 -4, 5 参照）．講義形式などにより提示し，**ロールプレイ**を通じてスキル習得のための時間を設ける．スタッフ全員が一定水準のスキルを身につけられるよう，研修の際には教室の「**運営・指導マニュアル**」を作成する．

研修や実習を終えた後は，**習熟度テスト**を通じて適性を見極める機会を設ける（Ⅳ章 -6 参照）．習熟度テストにおいては，評価のチェックリストを作成するとよい．

❺ 教室の告知から教室実施までのスケジュール

スタッフとなる人材が介護予防事業教室を実施できる段階になったあと，実際の教室について告知する．告知の方法は，人材募集と同様に地域の広報やオンラインサイトなどがある．周知の期間は申し込み状況をみながら，2 ～ 3 週間程度を確保する．教室が軌道にのり，継続的な実施が可能になれば他の地域への展開を検討したい．

以上のような事業の立ち上げから教室実施までのやるべきことをふまえ，例として 表 1 のようなスケジュールが考えられる．後節以降で具体的な方法を紹介していく．

表 1　To Do とタイムスケジュールの例

	1 カ月目				2 カ月目				3 カ月目				4 カ月目				5 カ月目			
	1 週	2 週	3 週	4 週	1 週	2 週	3 週	4 週	1 週	2 週	3 週	4 週	1 週	2 週	3 週	4 週	1 週	2 週	3 週	4 週
自治体との協議	●	●	●	●																
人材募集の内容準備					●	●														
求人広告掲載							●	●	●	●										
事業説明会準備								●	●	●	●									
事業説明会												●								
研修準備										●	●	●	●							
研修														●						
実習，習熟度テスト															●					
事業（教室）の告知																●	●	●		
事業（教室）実施																			●	●

（栗田智史）

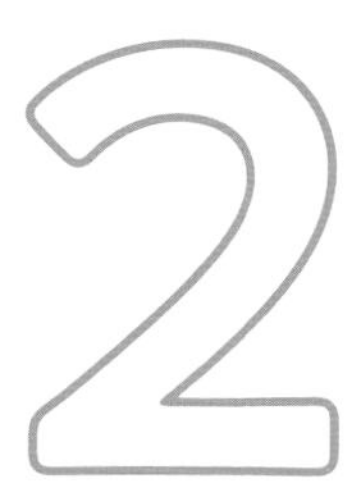

自治体との連携

❶ 介護予防教室を展開するには

リハビリテーション専門職等が介護予防教室を実施する場合，自治体から依頼されるケースと，専門職等が自治体に提案することがある．自治体は**一般介護予防事業**のなかで専門職等の派遣を行い，介護予防に関する適切な知識を広めたり，介護予防に資するサポーターの養成を行っている．

一方で，専門職等が主体となって行う場合には，各自治体の長寿課や福祉課，地域ケア推進課といった部署に問い合わせる必要がある．自治体により介護予防を行っている部署名は異なるため，地域ごとに確認する必要がある．担当部署が判明したら，何を目的に，どのようなことを行いたいのか，自治体に何を協力してもらいたいかなどについての資料を作成して自治体に企画提案することになる．ここで，自治体にとってメリットとなるポイントを訴える必要があり，その必要性が理解されなければ自治体からの協力は得られない．地域住民の介護予防に関する理解・基礎知識の向上につながること，**健康行動啓発**によって地域の健康長寿に寄与できること，その結果として介護予防につながり，地域の社会的・人的負担が軽減できるといったことをエビデンスに基づいて訴えることが重要である．

興味をもってもらえれば，より具体的な討議の場を設けるために定例会議を行っていく．会議のなかで自治体に協力を求める内容を明確化することも重要である．参加者の募集や会場の確保を自治体に協力してもらえると心強い．

そして課題となるのは，金銭面である．募集や会場費が高額になると継続は困難であり，いかに低予算に抑えられるかがカギとなる．地域の資源を最大限利用し，低コストで継続的に行えることが必要で，いずれ自治体の介護予防事業として実施できるようになることが理想である．

❷ 一般介護予防事業

介護予防を行ううえで，市町村が主体となる取り組みとして，5つの事業から構成される**一般介護予防事業**がある（表2）．5つの事業のうち必要な事業を組み合わせることで地域の実情に合わせて効果的かつ効率的に展開することが望まれる．特に介護予防に資する人材育成の取り組みとして，リハビリテーション専門職等の派遣や**介護予防サポーター養成講座**の開催が

表2　一般介護予防事業の概要

事業	内容
介護予防把握事業	地域の実情に応じて収集した情報等の活用により，閉じこもり等の何らかの支援を要する者を把握し，住民主体の介護予防活動へつなげる
介護予防普及啓発事業	介護予防活動の普及・啓発を行う
地域介護予防活動支援事業	市町村が介護予防に資すると判断する地域における住民主体の通いの場等の介護予防活動の育成・支援を行う
一般介護予防事業評価事業	介護保険事業計画に定める目標値の達成状況等の検証を行い，一般介護予防事業の事業評価を行う
地域リハビリテーション活動支援事業	地域における介護予防の取組を機能強化するために，通所，訪問，地域ケア会議，サービス担当者会議，住民主体の通いの場等へのリハビリテーション専門職等の関与を促進する

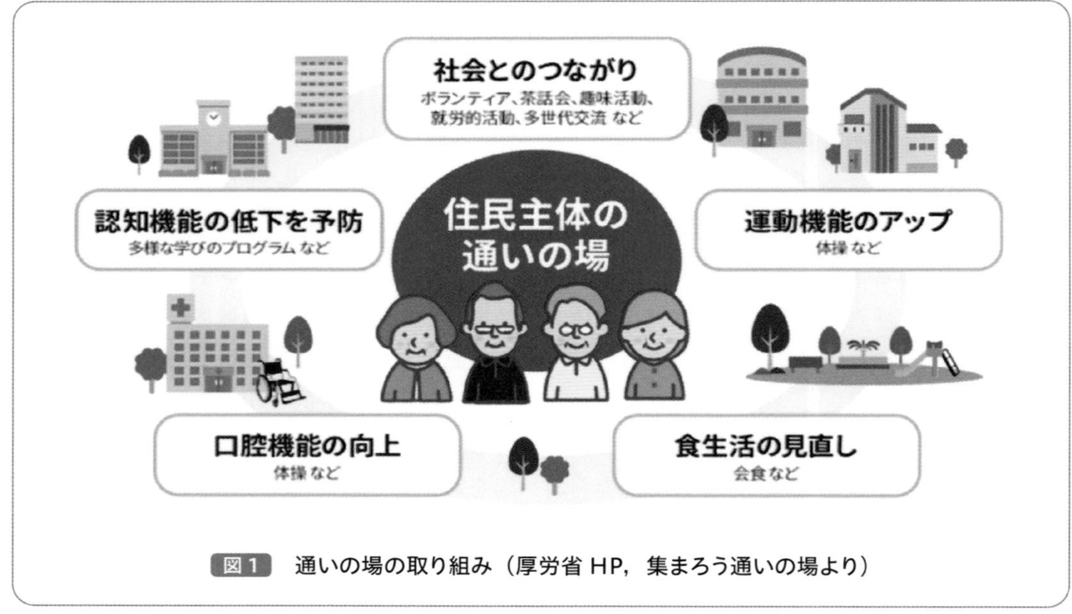

図1　通いの場の取り組み（厚労省 HP，集まろう通いの場より）

積極的に行われている地域もある．

例えば，リハビリテーション専門職等を住民主体の通いの場へ派遣をする市町村が増えてきている（地域リハビリテーション活動支援事業を活用しない場合もある）．通いの場とは，地域の住民同士が気軽に集い，一緒に活動内容を企画し，ふれあいを通して「生きがいづくり」「仲間づくり」の輪を広げる場所で，地域の介護予防の拠点となる場所でもある[2)]．社会とのつながりの促進，認知機能低下の予防，運動機能や口腔機能の向上，食生活の見直しなど地域の特色をいかした多様な取り組みが行われている（図1）．通いの場への専門職等の定期的な関与により，身体障害や関節痛があっても継続的に行える運動の指導，認知症の方への対応方法などを世話役に指導し，定期的な体力測定などを実施し，要介護状態になっても参加し続けることのできる通いの場を地域に展開することが期待されている．

また，令和3年（2021年）度に**地域介護予防活動支援事業**を実施した市町村の約半数で，「介護予防に関するボランティア等の人材を育成するための研修」が実施され，全国でボランティア等が35,012人（うち65歳以上はおよそ19,185人）育成されている．これまでの累積育成人数は376,549人（うち65歳以上は177,789人）となっている[3)]．この人材育成のための研修にも専門職等が協力し，介護予防のための知識やスキルを伝え，正しい介護予防法を習得してもらうように取り組まれている．育成された人材は，地域の体力測定会やイベントへの協力，さらにはグループを作って自主的な介護予防活動を実践している．

しかしながら，専門職等の通いの場への関与を含め**地域リハビリテーション活動支援事業**は広く実施されているものの，事業を展開している市町村の半数においてリハビリテーション専門職が不足していると考えられているのも事実である[4)]．医療・介護・福祉の関係者のみならず，地域における住民が参画し，介護予防に資する人材を十分に確保していくことが重要である．

❸ 介護予防教室の展開

介護予防教室事業を展開するには，該当地域のニーズや既に行われている事業を把握することが大切である．主催者の実施したい内容だけを展開しても，対象者には興味がなかったり，地域にマッチしなかったりする場合もあり継続が困難となる．そのため，自治体や地域包括支援センターの介護予防担当と協議を重ね，何をどのように解決することが求められているのか，それらの問題点を抽出し課題を明確化する．そして，明確化された地域課題を解決するためにどのような内容を実践すべきかを決めていく．初期費用や継続費用がかさむ場合は一時的な開催にせざるを得ないため，実現可能性や継続性を考慮する必要がある．場所に関しても費用がかさむと継続が困難となるため，地域の公園や通いの場を積極的に利用するとよい．

事業展開するうえで大きな課題となるのは，**リーダー**となる人材の確保である．基本的にボランティアベースでの活動となるため，事業への十分な理解が必要である．人材育成には，募集，研修会（養成講座）の実施，実習，習熟度テストなどが実施される．募集にはチラシやパンフレットの作成を行い，自治体のホームページや広報誌，地域の通いの場やサロンなどで周知するとよい．地域で募集をすることは自治体の強みをいかせる部分である．さらに研修会や実習，習熟度テストのための資料作成や場所の確保が必要となるが，場所に関しては対面だけでなくZoomなどのオンライン会議サービスを適宜利用することも可能である．また研修会などの指導にあたる講師はリハビリテーション専門職等が行うべきである．正しい知識やスキルを有した人物を育成するためには，それらを兼ね備えた人物が適しているといえ，リハビリテーション専門職等の強みをいかす場面である．そして専門職等の派遣に関しては，自治体が郡市区医師会や都道府県医師会と連携し，医療機関や介護事業所などの協力を得て安定的に派遣できる体制を構築することが必要である．

ただし，地域で介護予防を実践できる人材を育成することは重要であるものの，育成が最終目標となっては恩恵を得られず，育成された人材が継続的に活躍できる場を創出することが重要である．住民主体の通いの場は活躍できる場の１つであり，十分な知識やスキルを有した人材が関与することで，「社会参加」の促進や，「運動」「栄養」といった介護予防に必要な知識の普及にも効果が見込める．さらに，育成された人材は市町村の**登録制度**で管理され，通いの場やイベントなどに派遣できる体制を整えられるとよいだろう．例えば，リーダー養成講座の指導はリハビリテーション専門職等が行うが，そのサポートとしての役割が与えられれば社会とつながるきっかけとなる．基本的に介護予防を推進する立場ではあるものの，市町村などから定期的に派遣が実施されれば自身の社会参加の促進にもつながり，結果としてそれ自体が介護予防につながることになる．

そして忘れてならないのは，誰を対象に教室事業を展開するかという点である．地域住民全体が対象となるが，参加してもらわなければ教室事業は始まらない．地域住民に向けて，介護予防を目的とした事業を展開することを広く周知していかなければならない．募集には，リーダーとなる人材の育成同様に，チラシなどを用いて行うことが現実的であろう．さらに，介護予防事業として行っていく場合には参加希望の住民に対して事業説明会を開く必要があるだろう．十分な説明と，場合によっては同意の確認が求められることもある．

このような一連の流れを個人の努力だけで行うのは非常に困難である．自治体と連携し，それぞれの専門性をいかして役割分担をし，課題解決に向けて進んでいく必要がある．地域を知り，住民を知り，介護予防を行う．地域全体で介護予防を展開できることが望まれる．

（山口　亨）

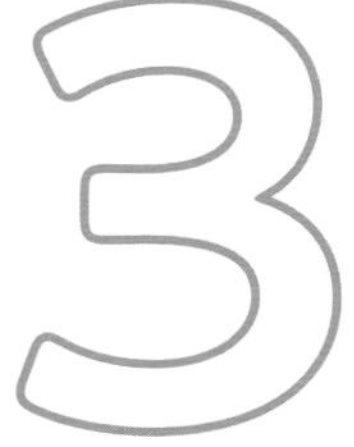

3 人材募集の方法

❶ 人材募集のための資金が確保できる場合や有償の人材募集の方法

1）オンライン求人サイトの活用

有償の人材募集には，一般的な求人情報サイトや専門の**ボランティア募集プラットフォーム**，**介護関連ポータルサイト**を活用することが効果的である．有償のポジションであることを明確にし，求人情報を掲載する．代表的な求人サイトにはIndeedやキャリアサイトがある．

アパ 下記参照
複数
パートさん大募集!!
高齢者の運動教室・スマホ操作の補助
ウォーキングやスマートフォンアプリ使用による活動促進
市・市・市・町の公園等 ●詳細説明会にて説明します●
★平日の週2～3日 ★曜日固定 ★土日祝休み 各自治体と国立長寿医療研究センター協働
40・50代の方活躍中!
子育て世代の方も大歓迎!
説明会 研修会有
内容▶参加者の出欠確認や連絡、検査の補助、準備体操、参加者間のコミュニケーション促進、スマートフォン操作のサポートなど。
時給▶円+諸手当有 ★経験・資格不要! ★未経験・兼務の方も大歓迎!
勤務▶8:45～11:45または12:45～15:45(応相談)
応募▶まずは下記までお電話下さい。説明会参加時、履歴書持参下さい。
月～金/10:00～16:00

パートさん大募集!!
説明会 研修会有
各自治体と国立長寿医療研究センター協働
高齢者の運動教室・スマホ操作の補助
ウォーキングやスマートフォンアプリ使用による活動促進
市・市・市・町の公園等にて実施
(詳細は説明会にて説明します)
◆40代・50代の方活躍中!
◆子育て世代の方も大歓迎
【時給】円 ★経験・資格不要!!
★未経験・兼務の方も大歓迎
【内容】参加者の出欠確認や連絡、検査の補助、準備体操、参加者間のコミュニケーション促進、スマートフォン操作のサポートなど
【時間】8:45～11:45または12:45～15:45(応相談)
★平日の週2～3日勤務
★曜日固定 ★土日祝休み
応募
申込受付必須。まずは下記お問合せ先までお電話下さい。説明会参加時には、履歴書をお持ち下さい。
AP
(月～金/10:00～16:00)

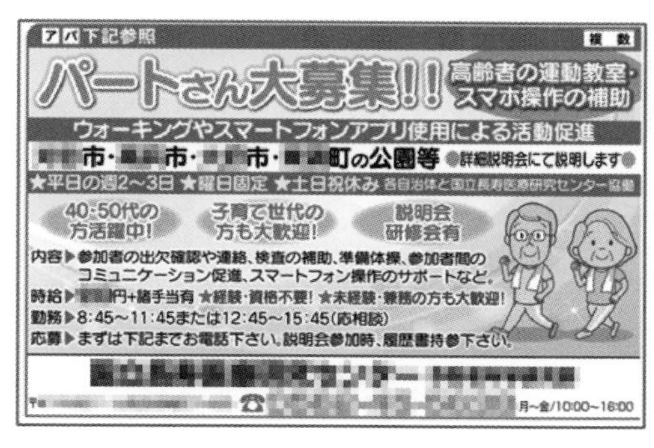

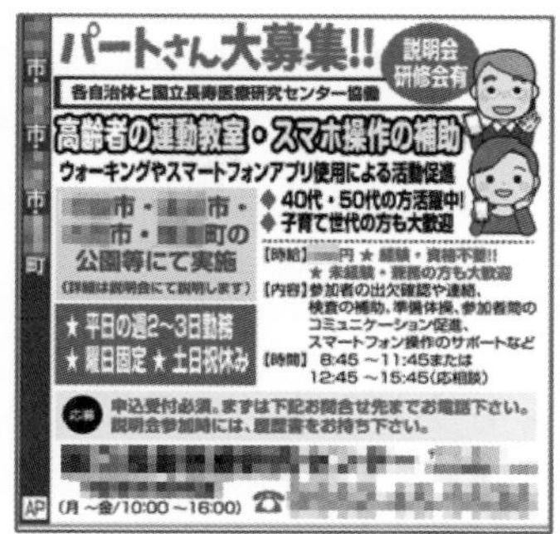

図2 求人情報への掲載内容の一例

2）求人情報を掲載する際に提示する内容（図2）

1. 職務内容

介護予防スタッフの具体的な職務内容を明確に記載する．例えば，高齢者の運動教室の補助，介護予防教室の説明会補助，介護予防教室の運営など，どのような業務を担当するのかを詳細に明記する．

2. 応募資格

介護予防スタッフに求められる基本的な資格や経験などを明示する．例えば，介護福祉士の資格や看護師の免許，健康管理士の資格など，関連する資格や経験が求められる場合は，それを明確に記載する．これにより，応募者が自分の適性や条件を確認しやすくなる．資格や経験が不要な場合はそれを明記することも重要である．

3. 勤務条件

勤務時間や勤務日数，雇用形態（正社員，パートタイム，契約社員）など，具体的な勤務条件を記載する．また，給与や福利厚生，昇給や賞与の有無など，待遇面に関する情報も明示する．

4. 魅力的なポイント

介護予防スタッフとしての魅力的なポイントや，働く環境の特徴をアピールする．例えば，充実した研修制度やキャリアアップ支援，チームワークを重視した職場風土など，応募者にとって魅力的な要素を強調する．

5. 応募方法

応募方法や締切日，連絡先など，応募に必要な情報を明確に記載する．応募書類の提出方法や選考プロセスについても明示する．

6. 団体情報

介護予防スタッフを募集している団体，法人施設の概要や特徴，情報を記載する．これにより，応募者は団体や法人の理念や文化に共感しやすくなる．

3）専門の人材紹介会社の利用

人材紹介会社や**人材派遣会社**を活用する．これらの仲介会社は，採用プロセスにおいて専門的な知識と豊富なネットワークをもっている．適切なスキルや経験をもつ候補者とのマッチングを行い，優れた人材を提案してくれる．募集する側のニーズに合ったサービスを提供してくれる信頼できる会社を選ぶことが重要である．

4）イベントやセミナーへの参加

人材募集のイベントやセミナーに参加し，**パネルディスカッション**や**プレゼンテーション**を通じて介護予防の人材募集についてアピールする．関心をもった人と直接交流する機会をいかすことができるというメリットがある．

5）説明会の開催

介護予防に興味をもつ人々のために**オープンセミナー**や説明会を開催し，プログラムの詳細や参加条件を説明する（Ⅳ章 -4 参照）．説明会を開催する際には以下の手順やポイントに注意する．

1．介護予防の目的と教室内容の明確化

説明会の目的や内容を明確に提示する．参加者に対して，スタッフの役割や活動内容，募集条件，勤務時間，期間などについて具体的に説明する．

2．日程と場所の設定

説明会の日程と場所を決め，参加者に事前に通知する．日程は参加しやすい日や時間帯を選び，会場はアクセスしやすく，十分な広さと設備を備えた場所を選ぶ．

3．宣伝と告知

ボランティア団体のウェブサイトやソーシャルメディア，地域の掲示板，チラシ，地元の新聞やラジオなどを活用して，説明会の情報を広報する．

4．資料の準備

説明会で使用する資料を準備する．参加者に配布する募集パンフレットや応募書類，介護予防活動のガイドラインなど，必要な情報をまとめて用意する．

5．詳細な説明と Q ＆ A セクション

説明会では，介護予防スタッフの活動について詳細に説明し，参加者の疑問や質問に対応する時間を設ける．参加者がボランティア活動について理解し，興味をもってもらえるように努める．

6．参加者へのアピール

参加者に対して，介護予防活動の魅力ややりがい，社会貢献の意義などをアピールする．実際の活動体験や達成事例を共有することで，参加意欲を高める効果がある．

7．応募手続きとフォローアップ

説明会終了後，参加者に対して応募手続きの案内や連絡先を提供する．また，参加者からの質問や相談に対しても丁寧に対応し，フォローアップを行う．

❷ 人材募集のための資金が確保できない場合や無償の人材募集の方法

1）ソーシャルメディアの活用

Facebook，X（旧 twitter），Instagram などの**ソーシャルメディアプラットフォーム**を活用し，介護予防スタッフ募集の告知を行う．団体のアカウントやページを作成し，募集情報を投稿することで，興味をもつ人々に拡散することが可能である．実際の介護予防教室での取り組みや魅力を発信することで，候補者の関心を引きつけることもできる．

2）ウェブサイトの活用

ボランティア団体や**特定非営利活動法人（NPO 法人）**のウェブサイトを活用し，募集情報を掲載することができる．NPO 法人は，社会貢献を目的にボランティア活動などを行う団体である．福祉，介護分野で活動する団体のウェブサイトやブログなどに介護予防教室の紹介や活動内容，募集要項などを詳しく記載し，興味をもつ人々が自ら応募できるようにする．また**ニュースレター**を活用し，介護予防教室のスタッフ募集情報を定期的に配信することでアピールできる．登録者に対して定期的に更新情報を送ることで，関心をもった人が参加を検討するきっかけを与えることができる．

地域の他の団体や関係者との協力関係を構築することも重要である．彼らと連携し，情報交換や相互の募集活動の支援を行うことで，より広範に情報を広めることができる．

3）地域の掲示板やコミュニティセンターの利用

地域の掲示板や**コミュニティセンター**に募集のポスターやチラシを掲示し近隣の人々に募集情報を伝える．また，地域のイベントや集会に参加し，直接話をする機会を作ることも有効である．

4）フライヤーやパンフレットの作成

地域内の商店や図書館，学校などに，介護予防人材募集に関する**フライヤー**や**パンフレット**を配置する．

5）口コミや紹介制度の活用

既存のスタッフや介護予防教室の関係者に**口コミ**や**紹介**を依頼することも効果的である．教室の理念や取り組みに理解がある既存のスタッフが知人に募集情報を広めることで，関心をもった人々が参加してくれる可能性が高まる．介護予防教室の運営には，コミュニケーション能力や協調性，教室運営に関する理解力が求められるため，個人間の推薦や紹介は質の高い人材を獲得する効果的な手法である．

6）学校や研修機関との連携

地元の大学や専門学校の関連学科，介護研修機関と連携して，**学生**や**研修生**の紹介を受けることも１つの方法である．介護予防活動は，高齢者の生活の質の向上に貢献できることから，充実感や喜びを感じられる活動である．また，活動を通じて人とのつながりを深め喜びや成長を感じられる．コミュニケーションやリーダーシップのスキルを磨くことができ，自己の成長や学びの場としても活用できる．このように介護予防教室に参加することの魅力や**キャリアパス**の可能性を学生や研修生に伝えることで，優秀な人材を獲得できる．

7）関連団体や組織との連携

関連する団体や組織と連携し，団体・組織の**ネットワーク**を通じて人材募集を広めることも効果的である．協力関係を築き，情報の共有や相互の紹介を行う．

（見須裕香）

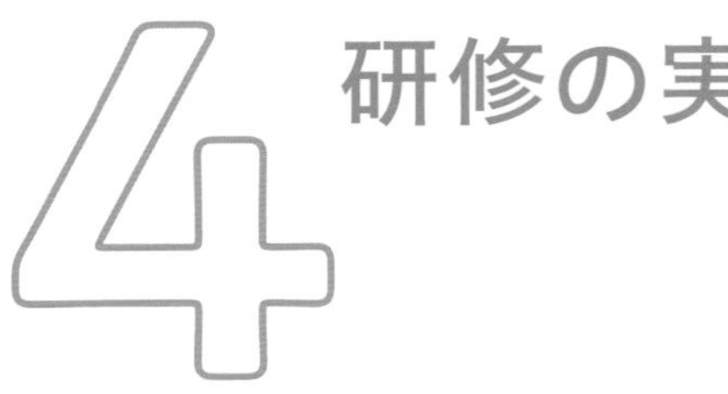

4 研修の実施

❶ 教室運営マニュアルの作成

介護予防における運営側の人材が一定水準のスキルを身につけ，介護予防事業（教室）を運営できるよう，マニュアルの整備も必要な項目である．マニュアルを作成するうえで取り入れておきたい事項を表3にまとめた．

教室を運営する指導者の立場として振る舞うには，体操やプログラムなどの実施内容を身につけるだけでなく，安全な教室運営（リスク管理）に関しても留意する必要がある．研修はマニュアルの内容に沿って進行できるとよい．

表3 マニュアルに取り入れたい内容

1. 教室全体の流れ
2. 運動前・中・後の確認事項
3. 準備体操や整理体操の方法
4. 運動プログラムの実施方法
5. 事故が発生した際の対応方法

❷ 研修の進め方

運営スタッフが研修を行うまでに必要な準備と研修当日に想定される役割を 表4，表5 にまとめた．

まず，講義＋実習を行うことを想定して，会場の広さや会場設備の確認を進める必要がある．また，当日の参加人数も確認し，それにあわせて準備を進めていく．研修当日は会場設営や撤去の時間が必要になることを見越して，勤務時間を設定する．講義のみの研修であれば 図3 のような会場設営で十分である．実習を行う場合は，会場レイアウトの変更が必要となることを想定して，会場の設営ができるとよい（机を使用せず椅子のみを設置するなど）．また，参加者から研修に関する質問や意見を伺うことが多々ある．そうした場合は適切に対応し，次回以降の研修開催に向けて運営スタッフ間で情報共有を図れるとよい．

表4　研修を行うまでに必要な準備

1. 講義資料の作成
2. 会場の収容人数の確認
3. 会場設備（椅子・机・スライド・音響など）の確認
4. 当日の参加人数の確認
5. 配布資料の準備
6. 実技で使用する物品の準備

表5　研修当日に想定される役割

1. 会場の設営および片付け
2. 参加者の受付・誘導・案内
3. 質問などへの個別対応
4. 次回に向けた情報共有

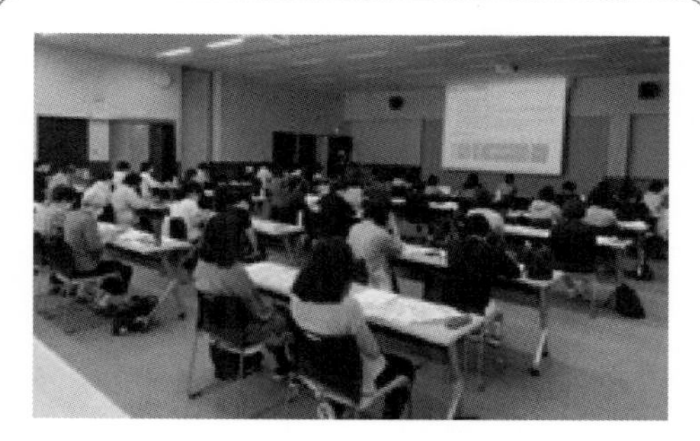

図3　研修会の様子（講義中）

❸ 認知症予防プログラム研修のスケジュール

ここでは，当研究部が行っている認知症予防プログラムの研修について，具体例をあげて解説する．研修プログラムの内容としては，①認知症予防概論，②リスク管理概論，③コグニサイズ理論，④コグニサイズ実習などで構成されている．半日で実施する研修の時間例を 表6 に，1日かけて実施する研修の時間例を 表7 に示した．プログラムの最後には修了式の時間を設けて，修了証の授与を行う．このような取り組みは，参加者の今後の活動のモチベーショ

表6 半日で行う研修の時間例

項目	所要時間
開会式	10分
認知症予防概論	45分
リスク管理と活動の実践	30分
コグニサイズ理論	20分
コグニサイズ実習	60分
修了式	10分

表7 一日かけて行う研修の時間例

項目	所要時間
開会式	10分
認知症予防概論	60分
コグニサイズ理論	60分
休憩	60分
リスク管理とコグニサイズ実習	40分
コグニサイズ実習	80分
修了式	20分

ンアップにつながるため，ぜひ実施してほしい．

4 研修の参加者による研修内容の違い

介護予防人材の育成を目的とした研修には，基礎知識の習得から実践的な内容の習得までを目的としてカリキュラムを構成することが望ましい．一方で，講義を受講する参加者は，医療専門職から一般ボランティアまで幅広い．したがって，研修の参加者によって研修内容について配慮する必要がある．参加者による研修時の留意点について **表8** にまとめた．一般ボランティアなど専門的な知識が少ない方向けの研修の場合は，介護予防人材として継続して活動していくための意欲をもってもらえるような研修を行うように意識する．一方，専門職のようにある程度の知識を有している参加者の場合は，今後指導者として活動できる可能性を秘めているため，運営する側としての意識ももってもらえるような研修を行ってほしい．

表8 参加者による研修時の留意点の違い

	専門的な知識がある（専門家など）	専門的な知識がない（一般ボランティアなど）
講義全体	・ある程度は専門用語を使用してよい． ・介護予防人材に求められる役割を伝える． ・病態などメカニズムについての内容を組み込んでもよい．	・専門用語の多用は避ける． ・介護予防に取り組む意義を伝える． ・リスク管理の必要性を伝える． ・基礎知識の習得は要点をしぼり，簡潔に話す．
目的	・介護予防事業の普及・啓発ができる立場になってもらう ・介護人材を指導する立場になってもらう． ・研修などを運営できる立場になってもらう．	・介護予防に継続的に取り組む意欲をもってもらう． ・介護予防教室などを運営できる立場になってもらう．

5 研修資料の実際と講義のポイント

ここからは，当研究部が実際に研修会で使用している資料を実例として提示し，講義のポイントについて解説する．各項目のより詳細な内容・解説はⅠ章を参考にされたい．

1）認知症予防概論

研修会の最初のプログラムは「認知症予防概論」に設定することが望ましい．研修の最初には「介護予防の重要性」や「認知症そのもの」について学んでもらう時間を設けたほうが，のちの講義や実習の理解が進みやすい．介護予防の重要性については，図4のような「要介護度別にみた介護が必要となった主な原因」を用いて説明する．介護が必要となる原因の第２位が認知症であり，介護予防のためには認知症の発症や進行を防ぐことが重要な課題ということを説明する．認知症の症状については図5を用いて説明する．認知症の症状の説明とあわせて，時間経過とともに症状が進行する疾患であることの説明を行う．進行性の疾患だからこそ，早期発見・早期予防が重要であることを強調する．

症状に関する解説の次は，認知症の危険因子と保護因子の解説を行う（図6）．それぞれの年代でどういった因子が関係しているか解説し，高齢期で関連している因子が，可変因子（変えることができる因子）であることを強調して説明し，予防プログラムの重要性について再認識してもらう．講義の後半は，認知症の保護因子である活動的なライフスタイルの獲得のために重要な点について解説する．図7は，それぞれの行動を実施した何割くらいの方が，健康的な習慣を獲得することができたかを示したスライドである．健康的な習慣の獲得に最も効果

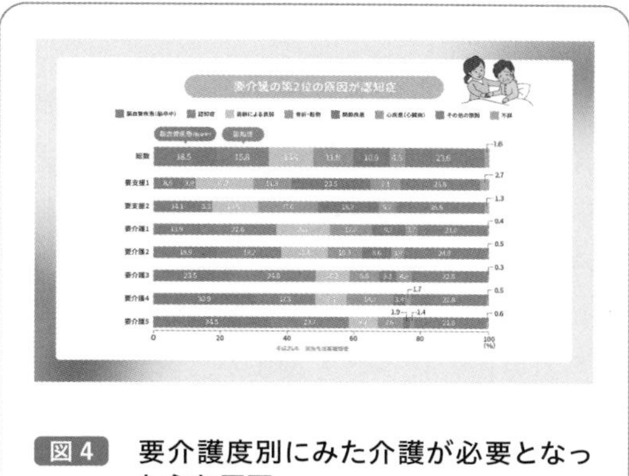

図4　要介護度別にみた介護が必要となった主な原因

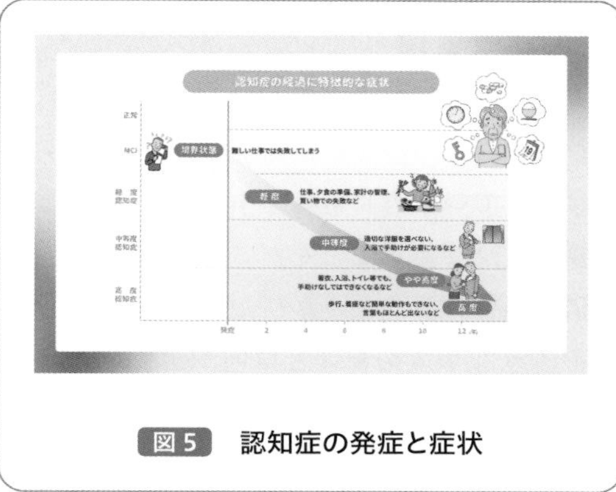

図5　認知症の発症と症状

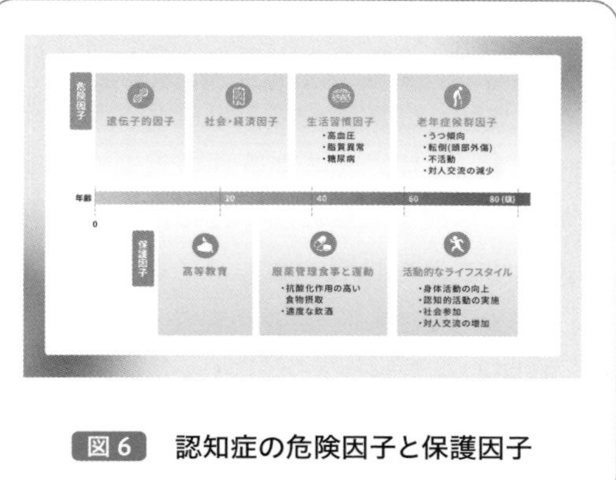

図6　認知症の危険因子と保護因子

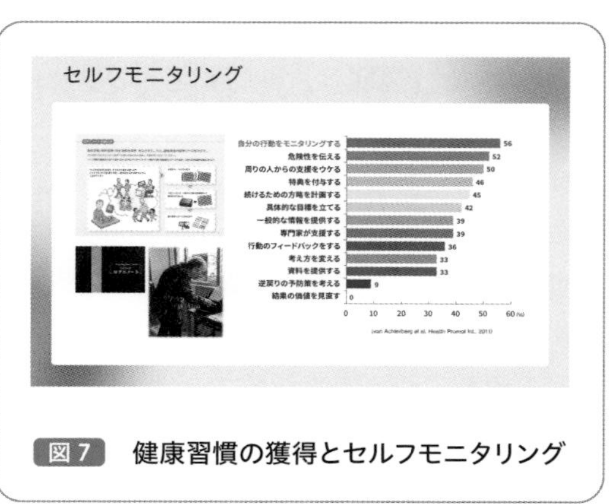

図7　健康習慣の獲得とセルフモニタリング

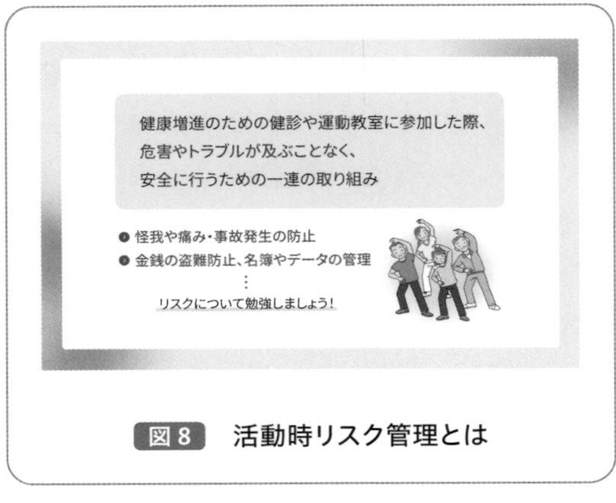

図8　活動時リスク管理とは

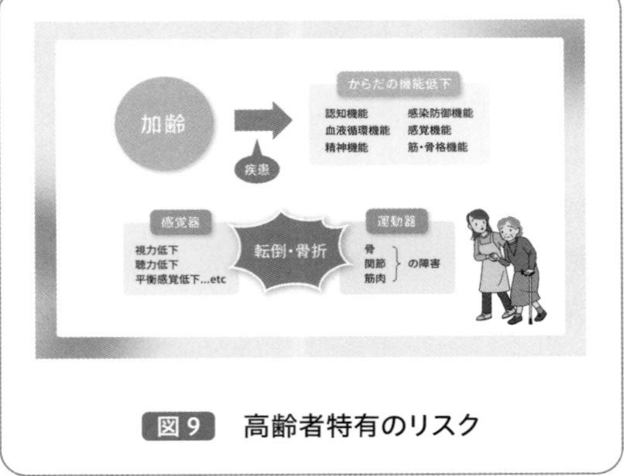

図9　高齢者特有のリスク

があったのは「自身の行動のモニタリング」であった．活動は実施するだけでなく，継続していくことが重要な点であることを伝え，それには行動をモニタリング（自己管理）（例：歩数や活動内容の記録や振り返り）していくことが効果的であることを説明する．認知症予防には活動を振り返り，継続していくことが重要なのだと，ここで認識してもらえれば成功である．

2）リスク管理

実践的な内容に入る前に，「リスク管理」についての講義を行うべきである．介護予防教室に参加する方の多くは高齢者であり，何らかのリスクを有している可能性が高い．プログラムに参加している方に危害やトラブルが生じることがないように管理することも介護予防人材の重要な役割であることを，この講義を通して認識してもらえるように研修を進めていく．

講義の冒頭は，図8のようにリスク管理の定義について解説する．専門的な知識がない受講者にも「リスク管理とは何か」「どんな危険性があるのか」について大まかに解説する．概要の説明のあとは，各論的な内容の説明を加えていく．図9は，高齢者に特有のリスクである転倒が生じる要因を概説した図である．プログラム実施中に特に多いのは転倒事故であることから，転倒予防の重要性を認識してもらうため，加齢に伴いどういった理由で転倒が生じやすいかを解説する．図10は，転倒が発生する要因をまとめた図である．「外的要因」と「内的要因」の2種類があること，それぞれの要因に対してどのような対処ができるのかを解説できるとよい．図11は，外的要因への防止例を記載したスライドである．このように具体例をあげながら対処法について説明していく．床面の状況や履物，介助者の立ち位置などで未然に防げる転倒もあるため，しっかり解説をしていきたい．図12は，リスク管理の重要な事項であるバイタルチェックについて説明したスライドである．事故を未然に防ぐため活動前にどんな事項を確認するべきか，異常があった場合はどう対応するかを説明する．バイタルチェックと体調の確認は教室前に欠かさず実施するように伝えてもらいたい．講義の最後には，1回の教室の流れについても説明できるとよい（図13）．時間配分だけでなく，リスク管理に関わる事項（状態確認や休憩，水分補給のタイミング）などもあわせて説明するようにする．リスク管理は教室全体を通して行うことが重要である．

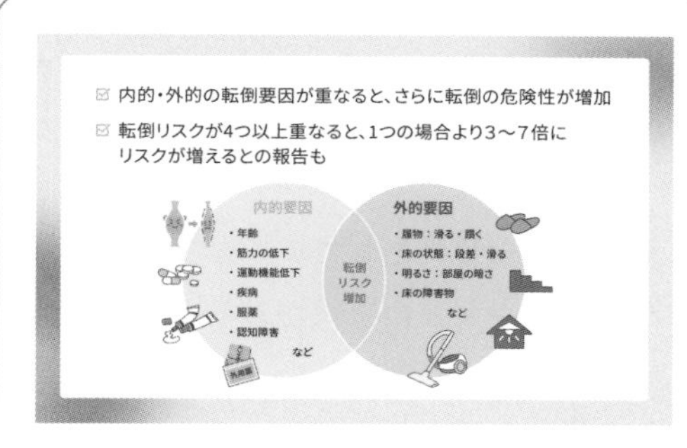

図 10 転倒の外的要因と内的要因

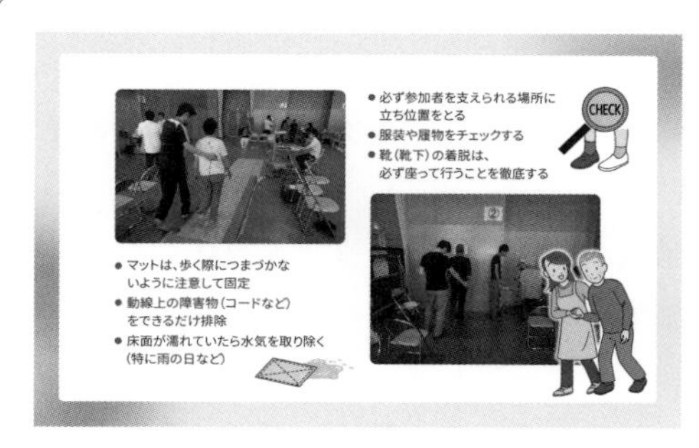

図 11 転倒の外的要因に対する防止例

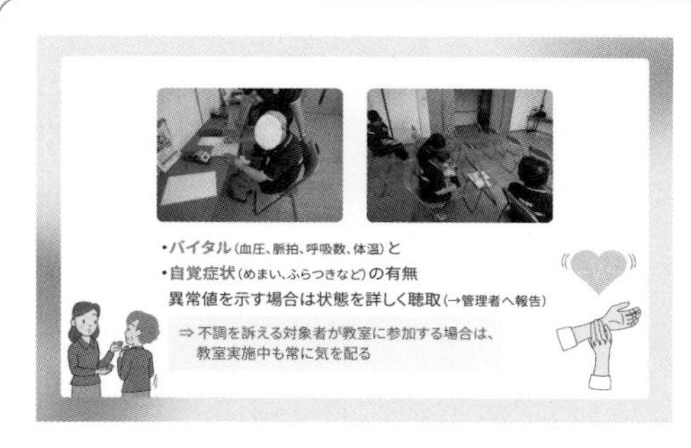

図 12 バイタルチェックと体調管理

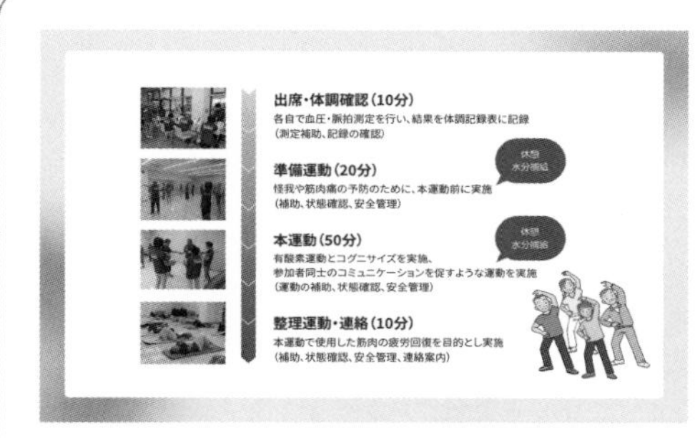

図 13 運動教室の流れ（90 分の場合）

付録：研修会用資料（PDF データ）のご提供

Ⅳ章 -4「研修の実施」で紹介した PDF データを提供いたします．

下記 URL または QR コードからアクセスのうえ，人材育成における研修会資料としてご活用ください．

＊提供する PDF データは，人材育成における研修会を目的とした利用に限ります．
PDF データそのものの配布や譲渡は禁止いたします．

https://www.ishiyaku.co.jp/ebooks/266790/

Ⅳ 介護予防の地域人材育成

3）コグニサイズ理論

プログラムの実際の一つとして，ここではコグニサイズを例に解説する．実際にプログラムを体験する前に，プログラム自体の学習をしておくことで，実習内容も身につきやすくなる．

講義の冒頭にはプログラム自体の説明をしたうえで，詳細な解説をしていく．プログラムを実施するうえでのコツやポイント，効果的な実施方法，注意点などの解説があるとよい．情報量が多くなってしまうため箇条書きにしたスライドを使用するのが望ましい．同様にプログラムの効果についても簡潔に説明できると，理解が進むと思われる．

研修の実施には，会場の確認や資料作成などの段取りが重要である．研修で使用する資料は，ここで紹介した構成や他章で紹介される各内容を活用しながら，研修の目的に沿って作っていただきたい．また，ここで掲載した研修会スライドのデータは付録として HP で公開しているため参考にしていただきたい（前頁，付録）．

（藤井一弥）

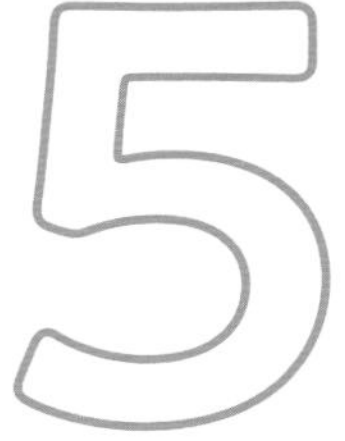

実習の実施

❶ 準備

実習を行うにあたっては，事前の準備が非常に重要である．まず，**環境面の整備**が指導者には求められる．受講者を受け入れられる施設環境や指導が可能な人材の確保，さらには受講者に対する十分な指導時間の確保など，整備の必要性は多岐にわたる．

実習を行うにあたり，指導者と受講者との間で事前にその目的や意義，最終的な到達目標を明確化し，両者の間で共通認識をもつことが必要である．それらの共通認識をもつためには**カリキュラムの作成**が有益である．カリキュラムには，実習の期間や内容，目標などを組み込み，指導者と受講者の間の共通認識の齟齬を防ぐような設定が求められる．受講者には事前に配布するカリキュラムなどを熟読してもらうように準備しておけば，理解が円滑に進む．

❷ 実習

1）見学

指導者が検査・測定などの**デモンストレーション**を示し，それを受講者が見学するところから始める．見学にあたり，指導者はその検査の目的や意義などを事前に説明する．あわせて，起こりうる事故や誤測定などを防ぐために，検査の注意点やよくあるミスについても，この段階で共有する．過去に生じたインシデントなどを共有する際には，イメージを具体化するために図や写真を用いる．

ここでは，筆者らが実習において活用しているイメージを紹介する．「握力測定」（図14，図15），「歩行速度測定」（図16，図17），「タンデム肢位保持時間測定」（図18，図19），および「体重測定」において，生じやすい事故や測定時の注意点について説明する資料である．

身体が曲がっている
右大腿部と右上肢が
接触している

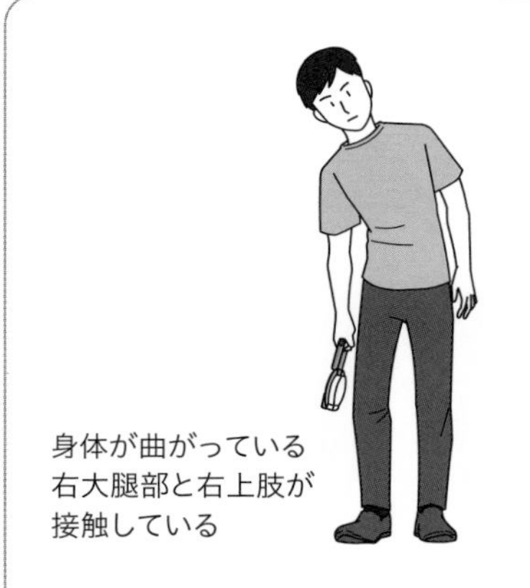

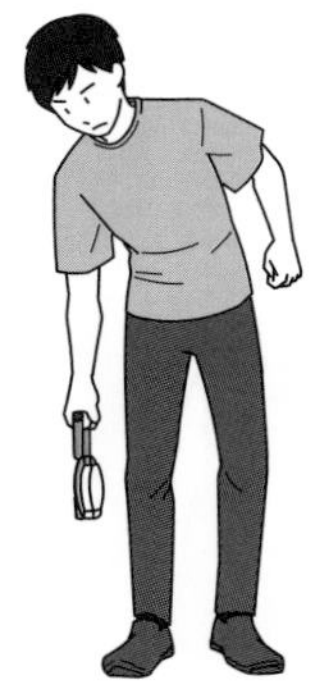

図14　握力測定時における誤った測定方法

右上肢が適度に
開いている

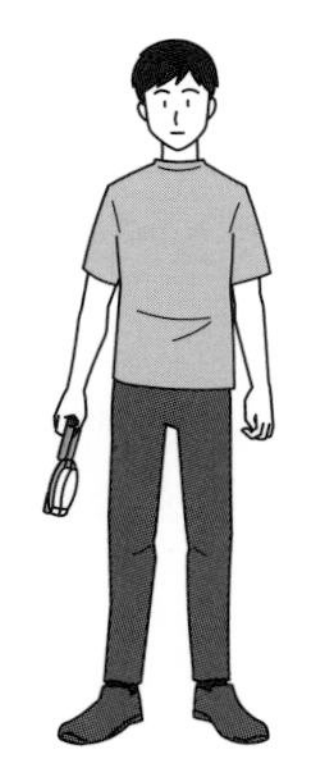

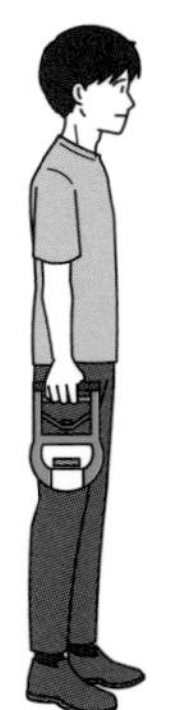

図15　握力測定時における正しい測定方法

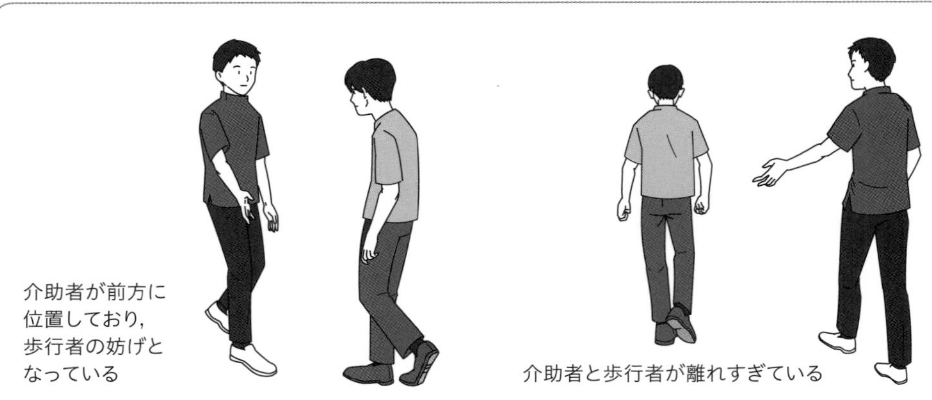

図16　歩行測定時における誤った測定方法

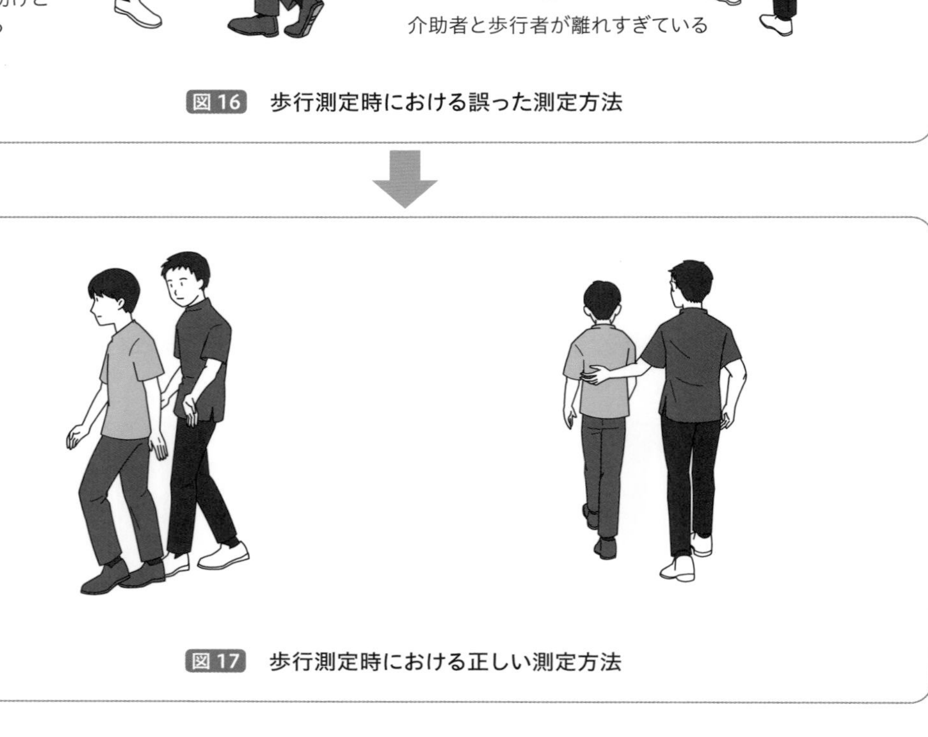

図17　歩行測定時における正しい測定方法

実際の見学の際には，検査の妨げや高齢者の**パーソナルエリア**を意識して，適切な距離感などを，受講者には心がけるように指導する．認知機能検査などは高齢者の集中力を最大限に引き出すことが求められる．そのような検査の際には特に配慮が必要であり，高齢者の許諾を得たうえで見学に臨む．席の配置に関しても，高齢者の検査の妨げにならないようにする必要がある（図20）．また，歩行速度の測定など動きを伴う検査に関しても，高齢者と検査者との衝突を防ぐために適切な距離感や立ち位置が求められる（図21）．検査の種類に応じて見学のスタイルや方法を柔軟に変更する．

介助者と歩行者が離れすぎており，
バランスを崩した際の対応が遅れる

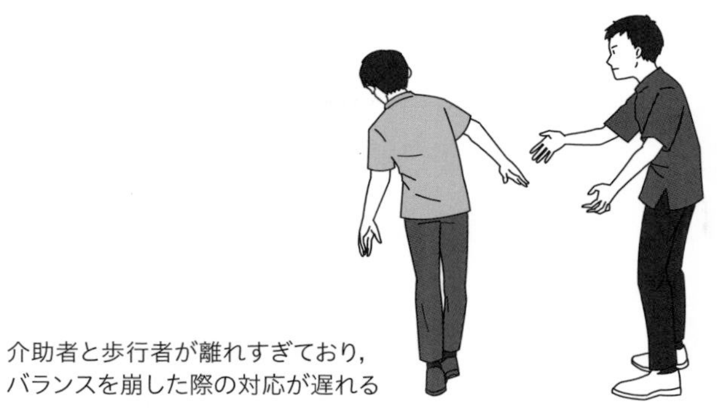

図18　タンデム肢位保持時間測定における誤った測定方法

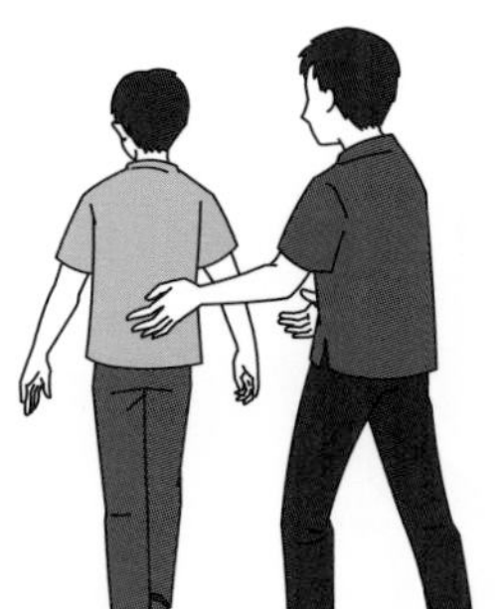

図19　タンデム肢位保持時間測定における正しい測定方法

2）デモンストレーションの実施

見学が終了し，受講者が実際の検査・測定の流れを把握したら，次の段階として指導者の観察および指導のもとで受講者に対して検査・測定をデモンストレーションとして実施する．この段階では，指導者の監視下のもと，見学などで習得したスキルを受講者が実践できるレベルに到達していることが求められる．受講者が測定時にミスをした場合は，即座に指導者は修正を促し，正しい測定方法に切り替えるなどの応用力が求められる．

デモンストレーションの検査終了後には，受講者に対して**フィードバック**を行うことが重要である．フィードバックをするうえではチェックリスト（図22）の作成が有益である．チェックリストは指導者が受講者のスキルの確認や上達具合を図るうえでのツールでもあり，受講者においても自身の弱点などが見えるため非常に有用である．フィードバックを行う際には過剰なフィードバックではなく，短時間に簡潔で理解しやすいフィードバックを心がける．長時間

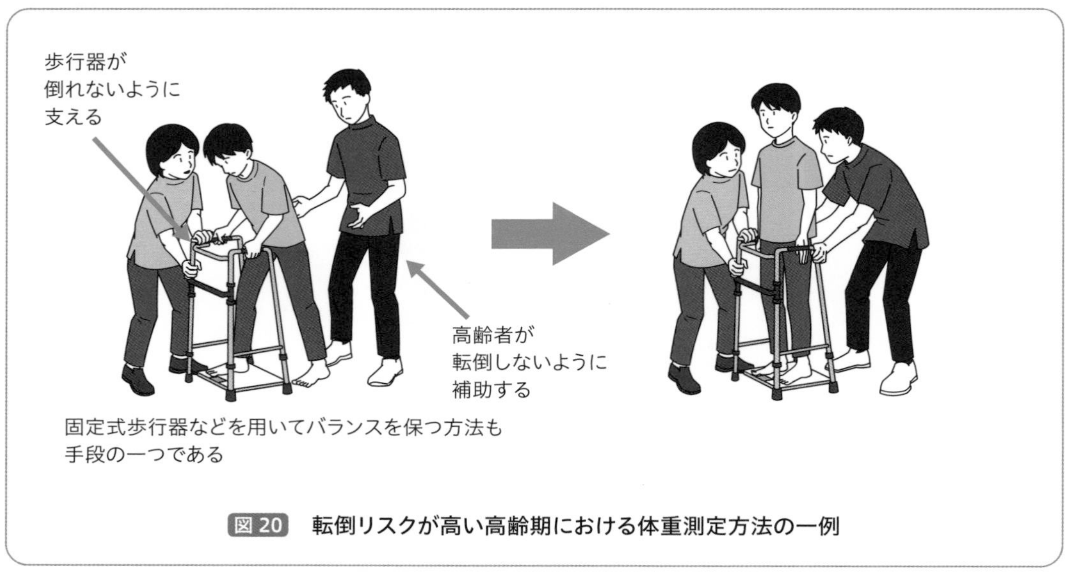

図20　転倒リスクが高い高齢期における体重測定方法の一例

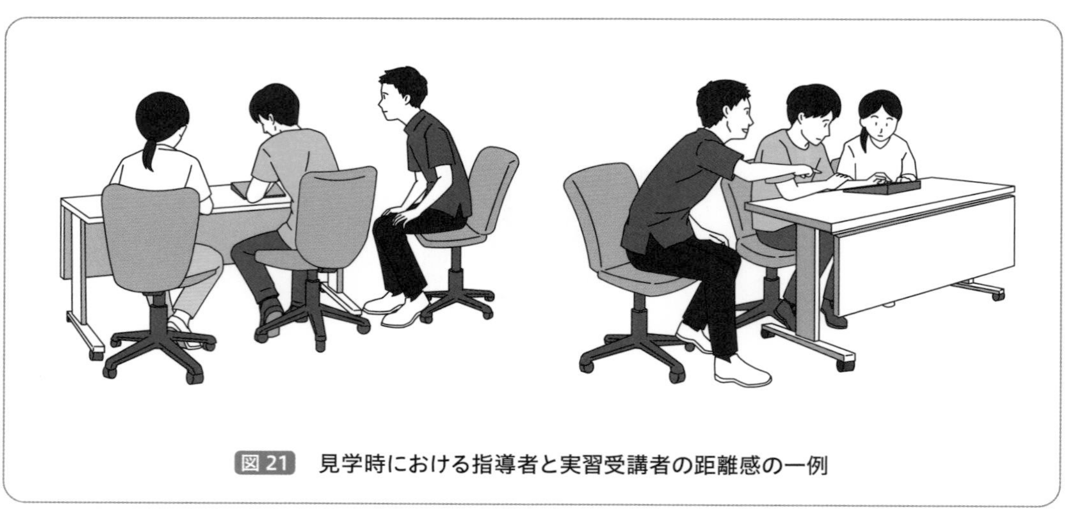

図21　見学時における指導者と実習受講者の距離感の一例

にわたるネガティブなフィードバックは有効ではないため避けるべきである．

3）検査の実施

最後は実際の現場で高齢者に対して単独で受講者が実際の検査・測定をする段階である．介護予防スタッフは受講者の実態を把握し，検査の様子を妨げにならない範囲で適宜観察するなどの対応が求められる．

基本項目
- □ その場に合わせた相応しい身だしなみを整えることができる
- □ 使用施設の規則などを理解して，会場を適切に使用することができる
- □ 実習受講者や関係した周囲の方々に適切な言葉遣いを用いてコミュニケーションを図ることができる
- □ 目の前の実習受講者だけではなく周囲を観察する能力が備わっている
- □ 管理側のルール（守秘義務など）を適切に把握している
- □ 高齢期に多い身体症状や疾病などについて理解している
- □ リスク管理や事故を未然に防ぐための手段について適切に把握している
- □ 事故や災害時における対応の方法を熟知している
- □ 健康状態のモニタリングが可能である
- □ 検査や介入における意義や目的を適切に理解している
- □ 各検査の特徴を把握し，適切に測定が可能である
- □ 誤った検査方法やよくあるミスについて把握し，事前に回避できる

図22 チェックリストの一例

※これらは一例であり，事業の目的や種類に応じてリストの内容を変更することが求められる

（木内悠人）

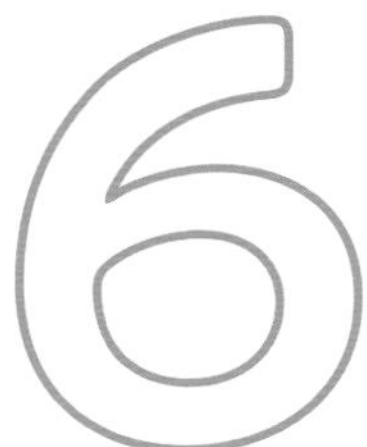

習熟度テスト

❶ 習熟度テスト作成における注意点

研修で知識・スキルを体得できているのかの確認を行う「習熟度テスト」（ペーパーテスト）では，以下の点に注意する必要がある．

①**テストの目的の明確化**：テストの目的を明確化する．

②**テストの妥当性を確保**：テストの内容，形式は評価する知識やスキルと一致しているかを確認する．

③**テストの信頼性**：一貫して評価結果を提供するために信頼性を高める．

④**テストの公平性を確保**：異なるバックグラウンドや文化の人に対しても公平であるように注意する．

⑤**テストの配分とフィードバックの設計**：テストの配分を明確にし，評価結果を受験者に伝える．

⑥**テストのセキュリティを維持**：不正行為を防止するための対策を講じる．

また，実技テストでは，これらに加えて以下の点に注意する．

⑦**評価基準の明確化**：受験者が何を達成する必要があるのかを理解しやすくするために，評価の基準を明確化する．

⑧**評価者のトレーニング**：評価者自身もトレーニングやワークショップにより一貫性のある評価を確保する．

⑨**課題のリアリティ**：実技テストのタスクは，実際の状況や環境にできるだけ近いものにする．

これらの注意点や前項までの内容をふまえ，ペーパーテストの例を以下に提示する．

❷ ペーパーテストの問題例

問 1：次のア～エの中から，認知症が症状の一つとして現れる原因疾患として誤っているものを 1 つ選べ．

ア．誤嚥性肺炎

イ．パーキンソン病

ウ．甲状腺機能低下症

エ．ピック病

答：ア．誤嚥性肺炎はDSM-Ⅳ分類に含まれていない．

問2：次のア～エから，認知症予防の説明について誤っているものを1つ選べ．

ア．できる限り多くの人と会ったり話をしたりすることが認知症の予防に役立つ可能性がある．

イ．日頃行う知的活動としては，読書や楽器，ゲームおよびダンスのみが推奨される．

ウ．知的活動を習慣的に実施していると認知症発症のリスクが低い．

エ．早歩き程度の強度の運動を週3回以上行うと，全く運動しない人より認知症の危険度が半分程度になるという研究報告がある．

答：イ．読書，楽器演奏，ゲーム，ダンスは知的活動の一種として推奨されているだけであり必ず決まったものではない．

問3：次のア～エから，家族が最初に気づく認知症の症状のうち，上位4つに含まれないものを1つ選べ．

ア．以前はあった関心や興味が失われた．

イ．同じことを言ったり聞いたりする．

ウ．ものの名前が出てこなくなった．

エ．腰痛がひどくなった．

答：エ．筋骨格系関連の症状は認知症の症状に該当しない．

問4：認知症予防教室の具体的なプログラムの流れとして，次のア～エのうち誤っているものを1つ選べ．

ア．教室会場に来たら，各自有酸素運動の準備をするために，ウォーミングアップを実施する．

イ．終了後は整理体操を実施する．

ウ．準備運動を実施する前に，必ず血圧・心拍数を測定し，どんな値が出ても教室に来たからには運動を行ってもらう．

エ．出席した際には，出席カードを提出する．

答：ウ．基準に沿って運動実施の可否を判断する必要がある．

問5：80歳の長寿花子さんは，最大心拍数は127回で安静時心拍数が62回である．この方が60％の強度の有酸素運動をしたいとき，目標とする心拍数はいくつになるか．以下の式を利用し答えよ．

$$\frac{\text{運動強度（\%）}}{100} \times (\text{最大心拍数} - \text{安静時心拍数}) + \text{安静時心拍数}$$

答：101 回

問 6：次のア～エの中から，フレイルについて述べた文として正しいものを 1 つ選べ.
ア．フレイルは認知機能とは関係しない.
イ．フレイルの有症率は年齢が上がるにつれて減少する.
ウ．フレイルとは，高齢期において生理的予備機能が低下することで，ストレスに対する脆弱性が亢進して，不健康を引き起こしやすい状態のことである.
エ．フレイルは日本独自の考え方である.

答：ウ
ア（認知機能とも関係することが報告されている）
イ（加齢とともに有症率は上昇する）
エ（フレイルは国際的に用いられている概念である）

問 7：次のア～エのうち，フレイルの判定に用いる項目として誤っているものを 1 つ選べ.
ア．慢性疾患の有無
イ．歩行速度の低下
ウ．体重減少
エ．疲労感

答：ア．フレイル判定は体重減少，疲労感，筋力低下，身体活動量低下，歩行速度低下で判定する（J-CHS 基準）.

問 8：次のア～エのうち，高齢者機能健診について述べた文として正しいものを 1 つ選べ.
ア．歩行補助具（杖など）を使用している方は，安定性があるので注意を払う必要はない.
イ．対応に困った事例が出ても，時間が限られているので他人には聞かず自己判断する.
ウ．言葉づかいは，対象者と親しくなるように打ち解けた言葉を使う.
エ．記入する際には，漏れがないように心がけ，誰でも見やすい字で記載するようにする.

答：エ
ア（歩行補助具を使用している方は特に転倒リスクが高く，細心の注意が必要）
イ（不確実な対応は混乱につながりやすく，少しでも対応に困った場合は自己判断せずに職員などに相談する）
ウ（対象者が接しやすいようなコミュニケーションは大切だが，常に敬意をもった丁寧な対応が必要）

問 9：次のア～エの中から，予防活動時における留意点について述べた文として誤っているものを 1 つ選べ.

ア．参加者が接しやすいような環境づくりやコミュニケーションは非常に大切だが，常に言葉づかいや丁寧な対応には気をつける．

イ．機能健診・教室参加者について知り得た個人情報は，いかなることがあっても外部に漏洩しない．

ウ．運動を実施する際は，無理をしてでも周りの参加者と同じプログラムを行うよう促すことはやむを得ない．

エ．個人の物品や貴重品の管理には注意を促し，トラブルとならないように配慮する．

答：ウ．運動教室では個人に合った運動強度を設定することが望ましい．

問 10：次のア～エの中から，予防活動時のリスク管理について述べた文として誤っているものを１つ選べ．

ア．見るからに元気そうな対象者だったが，靴や靴下の着脱は，イスを使うように促した．

イ．対象者が転びそうになったものの，実際には転ばなかったので，管理者（職員）へは報告しなかった．

ウ．目まいとふらつきを訴える対象者がいたので，管理者（担当者ないし職員）に報告した．

エ．会場の床面が濡れて滑りやすそうだったので，雑巾で水気を取り除いた．

答：イ．事故には至らなかった事例もできるだけ多く集積することで事故防止につながる．

問 11：運動を行わないほうがよい場合の基準（アンダーソン・土肥の基準より）について，（　　）に入る数値を答えよ．

安静時脈拍数：（　　　）拍 / 分以上

収縮期血圧：（　　　）mmHg 以上

拡張期血圧：（　　　）mmHg 以上

答：120，200，120

問 12：握力測定実施時の正しい姿勢はどれか．

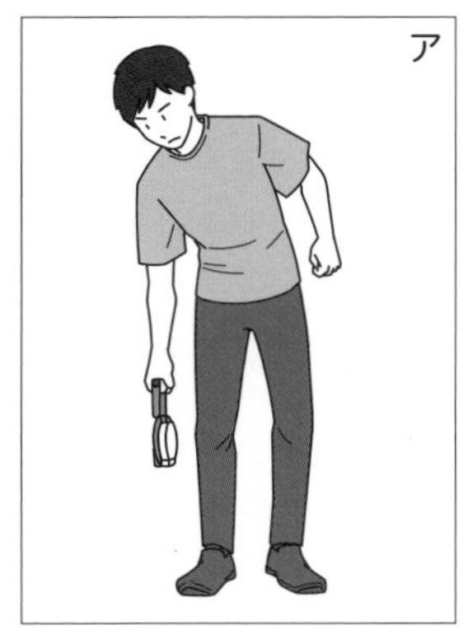

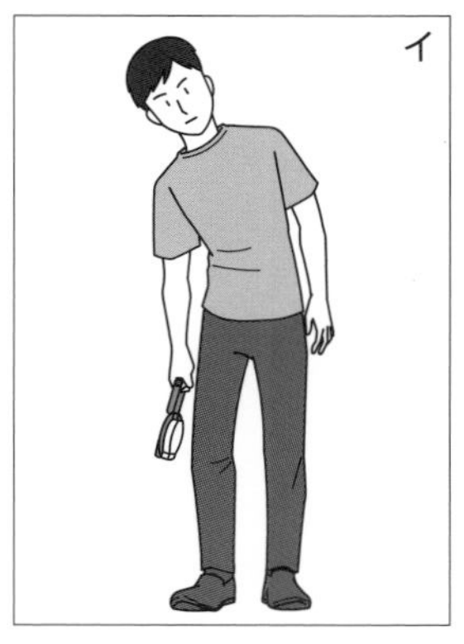

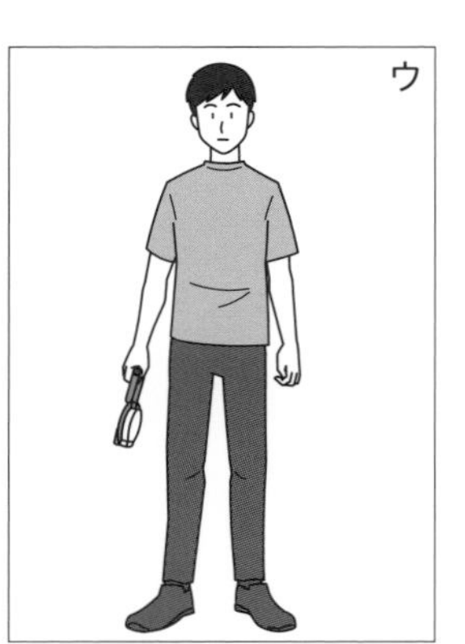

答：ウ
ア（力を入れすぎて上半身が右側へ崩れている）
イ（身体が垂直ではなく曲がっている）

問 13：対象者が歩行する際の評価者の位置で正しいのはどれか.

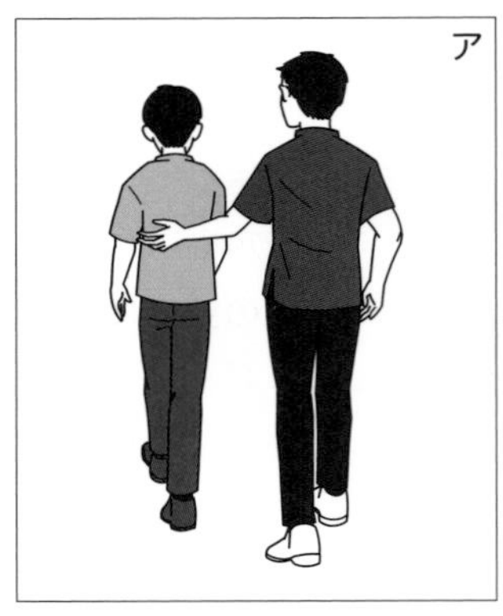

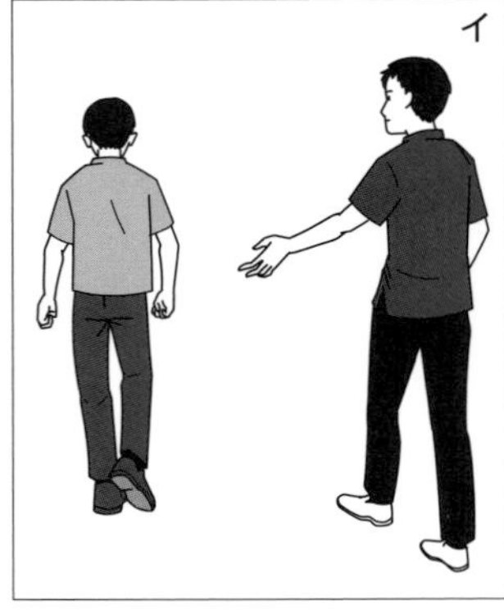

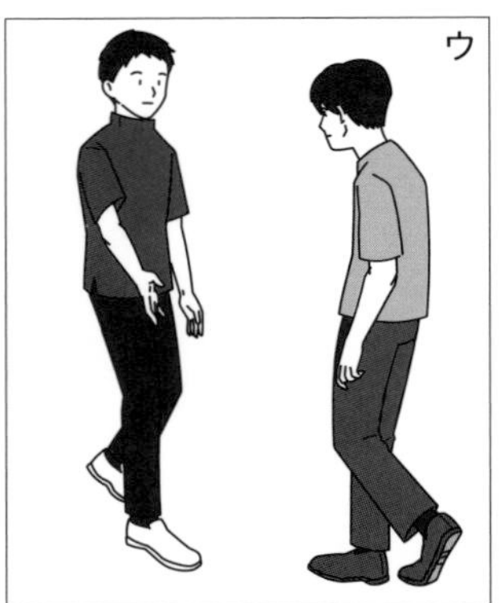

答：ア
イ（対象者と評価者が離れすぎており，咄嗟に対象者がバランスを崩した際に対応できない）
ウ（対象者が後方にバランスを崩した際に対応できない．評価者が対象者の歩行の妨げとなっている）

（西本和平）

■IV章　文献

1）Wang HX, Karp A et al.：Late-life engagement in social and leisure activities is associated with a decreased risk of dementia：a longitudinal study from the Kungsholmen project. Am J Epidemiol. Jun 15 155（12）：1081-1087, 2002.
2）厚生労働省ホームページ．地域がいきいき集まろう！通いの場：https://kayoinoba.mhlw.go.jp/（2023 年 10 月 20 日引用）
3）厚生労働省：介護予防・日常生活支援総合事業等（地域支援事業）の 実施状況（令和 3 年度実施分）に関する調査結果（概要）．2022.
4）一般社団法人日本リハビリテーション病院・施設協会：地域におけるリハビリテーションの活用促進を目指した調査研究．平成 30 年度老人保健事業推進費等補助金　老人保健健康増進等事業 2019.

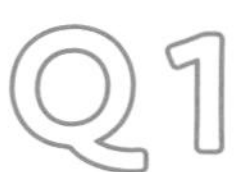

1回あたりの時間はどれくらいが適当ですか？

一般的に介護予防教室の長さは，短時間（45分以内），中時間（45～60分），長時間（60分以上）に分類されます[1]．ベースラインの認知状態にかかわらず，持続時間45～60分，中強度または強度の頻度や長さを問わない身体運動が，50歳を超える成人の認知機能に有益であることが示されています[1]．介護予防教室1回あたりの適切な時間は，多くの要因によって異なるため，考慮すべき要因を以下に示します．

1）参加者の年齢，性別，健康状態

運動への取り組みと認知機能については，年齢層によって全く異なる効果をもたらす可能性が指摘されています[2]．高齢者や健康に制限のある人には，より短い活動が適切な場合もあります．特に高齢者では，女性と男性では認知機能の特徴や加齢に伴う衰えが異なるため，運動効率は参加者の性別によってさらに影響を受ける可能性があります[3]．このことは，男性高齢者と比較して女性高齢者において，一定期間の運動トレーニング後の認知的利益がより大きいことを示すメタ分析的エビデンスによって裏づけられています[4]．さらに，全体的な健康状態と認知状態を考慮し，フレイルや認知障害のある高齢者には，通常30～45分の活動が適しています．

2）参加者の関心，意欲，疲労

活動の適切な長さは非常に重要です．通常，45～60分の活動が適切な参加者もいる一方，高齢者や認知機能が低下している人々は，すぐに疲労が現れる可能性があります．参加レベルをモニターし，疲労の兆候がいつ現れるかを評価することが不可欠です．課題に費やす時間が長いと，参加者は認知疲労を経験し，認知制御の障害が生じ，最終的にはタスク離脱につながる可能性があります[5]．

3）グループサイズ

活動の長さは，参加者の人数に基づいて調整することができます．大人数のグループは指導と参加により多くの時間を必要とする可能性があるため，それに応じて活動の長さを事前に調整しておく必要があります．

4）プログラムの内容

活動の適切な長さは，提供される内容と目標により設定します．身体活動や運動に焦点をあてる場合，通常は短めの活動が実用的である場合が多いです．しかし，認知トレーニングや社会的活動を行う場合には，やや長めの活動が有益でしょう．活動の長さはプログラムの性質に適応させることで，参加者に最大の利益をもたらすことが期待できます．

5）活動の頻度

活動の頻度も考慮すべきです．週に何回活動を行うか，どれくらいの時間活動を行うかによって，1回あたりの時間を調整します．頻繁に開催されるクラス（例えば，週に数回）の場合は，

身体的または認知的疲労を防ぐために，活動時間を短くするほうが適切でしょう．

結論として，介護予防教室1回あたりの時間の長さは，参加者のニーズとプログラムの目標に合わせて設定する必要があります．通常，45～60分の活動が一般的な目安となりますが，具体的な状況に応じた調整が重要です．参加者からフィードバックを集めることも，プログラムの改善においては有益です．

(von Fingerhut Georg)

Q2 自主グループの形成と継続のコツは何でしょうか？

自主グループの形成のためには，まず参加者の募集が必要になります．参加者は教室内容にそって，なるべく共通の目的や興味をもつ人たちが集まるようにします．例えば，介護予防教室においては参加者同士が「介護予防」という一致する目的や興味をもつことで，グループとしての統一感が生まれ，その後の継続参加にもつながります．参加者には自主グループの活動内容の説明を行い，参加者自身に決定してもらう必要があります．集まった参加者のなかで，中心的役割を担えるリーダーを任命することは自主グループの意思決定を支援する役割として重要です．リーダーはグループを統率することで，他の参加者がリーダーの存在，役割の共通認識をもつことができます．リーダーが不在の場合は，代わりのリーダーを決めていればスムーズに進行できます．またリーダーばかりに頼るのではなく，他の参加者にも何らかの役割を与えることでグループ内での個々の使命感が生まれ，活動意欲につながるとともに，リーダーの負担軽減にもなります．

自主グループの継続のコツとしては，まず目標を設定することです（表1）．目標は短期と長期の2つあると継続しやすいでしょう．長期的な目標だけでは方向性を見失ったり，目標を達成するまでに不安感が生じる可能性があります．短期的な目標を設けることで，グループの進捗状況や次の目標の再確認ができ，グループとしての方向性を見失わずに統制がとれま

表1　自主グループの形成および継続のためのコツ

自主グループの形成	自主グループの継続
・参加者の募集 ・リーダーの任命 ・参加者の役割	・目標の設定 ・成果や進捗に対する報酬 ・参加者同士の交流 ・評価とフィードバック ・参加者の自立

す．目標の達成やグループの進捗度に対する報酬を設けることで，参加者のモチベーションの維持にもつながります．また，参加者同士のコミュニケーションは，参加する意義につながります．通いの場として，自主グループの目的とそのための教室内容だけではなく，他の参加者に会って交流を深めることが目的の一つとなります．そこに新しい参加者が加われば，もともとグループに所属している参加者の新しい刺激となり，コミュニケーションの輪が広がります．

参加者の評価とフィードバックを行うことは，現在のグループの状況把握を行い，教室内容の改善点を抽出することができます．また抽出された問題点に対しては修正を重ねることで，より効果的なグループ形成につながります．継続のためには参加者が自立して，活動を習慣化する必要があります．そのためスケジュールや教室内容の確認は自己管理となります．また，教室の問題点や不明点があれば，リーダーを中心に参加者同士が互いに助け合い，グループとしての習熟度が高まれば，目標達成に向かう参加者の継続率も上がります．

（垣田大輔）

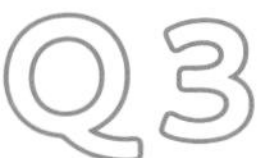

Q3 地域住民の参加を得るための効果的な方法は何でしょうか？

地域住民の参加を得るためには，高齢者が安心して参加できる教室であることを周知・理解してもらうことが，一番重要です．その観点から，いくつかの方法を提案します．

提案 1

最初の提案としては，既存のグルーピングされた集団（老人会・コミュニティサロンなど）へアプローチする方法です．高齢者サロンや老人会への連絡方法は地域により異なりますが，以下の方法が一般的です．

①地域の社会福祉協議会に問い合わせる：社会福祉協議会は，高齢者サロンや老人会の情報をもっていることが多く，連絡方法や参加方法について相談できます．

②市町村の担当窓口に問い合わせる：市町村の福祉部門や高齢者支援課などが担当していることが多く，具体的な連絡先を教えてもらえます．

③直接，老人会や高齢者サロンの代表者に問い合わせる：近隣の老人会や高齢者サロンの代表者に直接相談することも可能です．

具体的な連絡先や手続きは，最寄りの社会福祉協議会や市町村役場に問い合わせてみるとよいでしょう．

提案 2

次の提案は，市内広報などで開催する教室の情報を掲載してもらう方法です．各自治体から発行されている広報誌については，高齢者が比較的よく目を通している場合が多く，効果的に教室開催について周知ができます．さらに市の広報誌という安心できる媒体に掲載されることによって，開催する教室への安心感が増します．

市内広報誌に教室などのイベントを掲載するための一般的な手順は以下の通りです．

①記事掲載依頼書の作成：イベントの詳細（日時，場所，内容など）を記入した記事掲載依頼書を作成します．

②依頼書の提出：作成した依頼書を市役所の広報課や秘書広報課に提出します．

具体的な手続きは自治体により異なるため，詳細は各自治体に直接問い合わせのうえ，提出期限や掲載可能な内容についても事前に確認しておくとよいでしょう．

提案 3

最後は，地域で活躍されている民生委員に，地域でお住まいの高齢者にお声がけいただく方法です．民生委員は社会福祉の増進を任務とし，地域住民の生活状態調査や要保護者への保護指導や社会福祉施設への連絡・協力などを行う名誉職です．地域貢献への意識が高いため，高齢者の健康増進のためであれば，協力を得られる可能性が高いと考えられます．各地域には民生委員協議会が組織されており，ここを通じて情報を共有することができます．

まずは，市区町村役場に問い合わせ，民生委員協議会の代表者の連絡先を教えてもらいます．その後，民生委員の方に高齢者の運動教室開催を宣伝してもらうために，民生委員協議会に参加し運動教室の開催について説明しましょう．そして，運動教室の詳細情報（運動教室の日時，場所，内容など）を具体的に提供します．その内容を基にしたチラシやリーフレットを作成し，民生委員に渡して地域の高齢者に対する運動教室の宣伝を依頼します．その後，運動教室の開催状況や参加者の反応など，定期的に情報を共有することで，民生委員との連携を深めることができます．具体的な方法は地域や民生委員の方針により異なる場合があるため，具体的な手続きについては，直接地域の民生委員にご確認ください．

（堤本広大）

Q4 参加意識が低い人への対応はどうしたらよいですか？

介護予防教室に参加される方のなかには運動や教室に対するモチベーションが低い方がいます．そこで，介護予防教室への参加意識が低い方への対応策をいくつか具体例を交えて紹介します（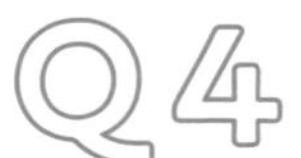図1）．

参加意識を高めるためには，参加者に教室での活動を楽しいと思ってもらえるような工夫が必要です．例えば，少しでも教室での運動量が増えたらほめるようにする，運営が参加者同士の交流を促すために楽しく運動できるようなイベントを企画するなどの方法があげられます．

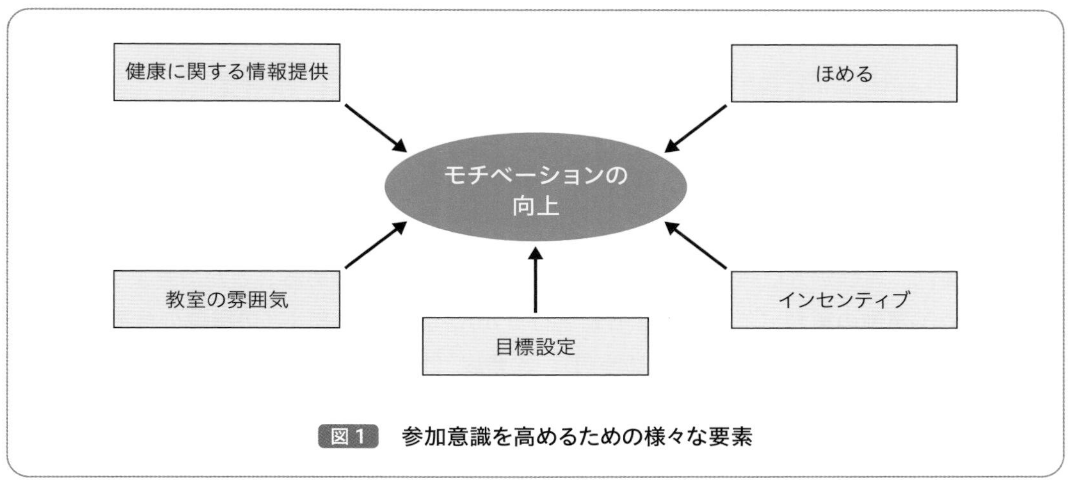

図1 参加意識を高めるための様々な要素

そのほかには，教室での活動を継続するともらえるバッジやスタンプカードなどのインセンティブを導入するなど，運営側が教室への参加意識が高まるような，教室参加のメリットを用意することも重要です．

また，参加意識が低い人は運動することの意味や目的が十分に明確となっていないことがあります．そこで，参加意識の低い方には運動時間や歩数など日頃の活動量を記録して，まずは自分が普段の生活でどのくらい運動しているのか（していないのか）を知ってもらいます．そして一緒に，以前の自分の活動量を超えるための計画を立てて実行すれば，モチベーションを高めることができるはずです．ただし，参加意識の低い人にとっては，導入するためには最初のハードルが少し高いため，運営や他の参加者が目標を一緒に考えるなど手助けをする必要があるかもしれません．

介護予防教室には同じ身体の悩みを抱える人たちが参加されていることが多いので，参加者同士で健康に対する情報を提供し合い，介護予防のための意識を高めることが重要です．そして，運営からも地域の広報誌やテレビ，インターネットで得られる健康に関する最新の情報を介護予防教室の参加者全体に共有することで，グループ全体の健康に対する意識が高まり，参加意識も向上するでしょう．また，教室へ参加したくなるような環境づくりも重要です．介護予防教室ではお互いにほめあえる雰囲気づくりや参加者同士の交流の促進が必要不可欠です．

別の方法としては，地域で行われている健診に参加してみるのもよいかもしれません．愛知県で行われている高齢者機能健診では，認知機能や基本的な身体機能，生活習慣などの様々な要素をチェックすることで健康維持・向上に努めています[6]．同じようなイベントが実施されている地域であれば，参加者に対して健診への参加を促し，現在の自分自身の状態を客観的に見つめ直す機会を設けることができます．そして，自身の健康に対する意識が高まることで教室への意識も高まるのではないでしょうか．

（松田総一郎）

Q5 運動負荷を高めるための工夫はありますか？

運動負荷は，運動処方に必要な4つの要素を調整することで高めることができます．4つの要素とは，①**運動の種類**（どのような運動を行うか），②**運動強度**（どの程度の負荷で実施するか），③**持続時間**（1回あたりの運動時間），④**頻度**（1週間あたりの運動回数）で，これらは目的に合わせて選択します[7]．

1．筋力トレーニング

①運動強度を高める

これまで，筋肥大のためには1RM70％以上の高強度運動が推奨されてきましたが，筋タンパク質の合成作用を高めるのに重要なのは，総負荷量（運動強度×回数×セット数）であることがわかってきました．高齢者を対象とした研究[8]では，12週間の下肢トレーニングを高強度低回数群（1RM80％，10～15回，2セット）と低強度高回数群（1RM20％，80～100回，1セット），低強度ミックス群（1RM20％，60回と1RM40％，10～20回）で比較したところ，いずれの群も筋断面積において介入前後で有意に増加していましたが，群間差は認められませんでした．つまり，高齢者においても低強度運動は高強度と同等の筋肥大を生じさせることが示唆されました．これは関節や筋への負担が心配な高齢者にとって有益な情報といえます．

②持続時間を高める

重りなどの器具が使えない環境ではゆっくりとした動作で行う「スロートレーニング」も有用です[9]．例えばスクワットでは，3秒かけてしゃがみ込み，3秒かけて立ち上がります．このとき通常のスクワットと違い，立ち上がりきらないことが重要です．膝を伸ばし切らないことで動作中に筋肉が常に収縮している状態になり，自体重だけの軽い負荷の運動でも強度を高めることができます．

2．有酸素運動

有酸素運動は以下の条件を変更することで，負荷を調整することができます．

①普通歩行から速歩へ変更

◇物理的強度を高める．

・動作スピード　速

◇運動の種類を変える．

・可動範囲　大　　・インパクト　大

②持続時間を変える

・休息を短くし，実運動時間を増やす．

③頻度を変える

・週1回から週2，3回と増やす．

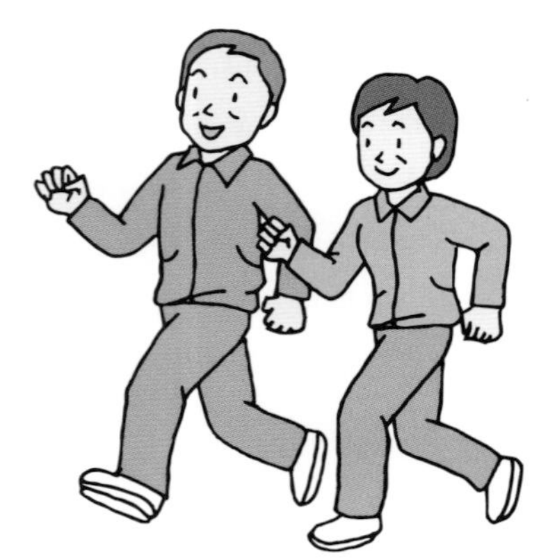

（中島千佳）

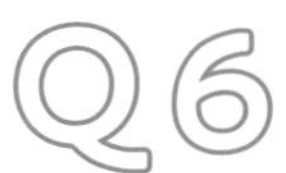

家で活動してもらうための工夫はありますか？

運動の実施や継続には様々な行動変容理論の応用がなされています．

1．始めるためには

インセンティブが運動実施や継続のため有効であることが報告されています．インセンティブは運動の動機づけの一つとして用いられ，活動中に友人と交流して楽しむこと，運動参加に伴いスタンプを集めて商品などの報酬をもらえる，などがあります．最近の健康管理アプリではゲーム要素が取り入れられ，運動することでアイテムが手に入ったり，キャラクターを育成できたりします．一方で，運動にはネガティブな因子も存在し，疲労や汗による不快感，不慣れな運動を笑われること，交通量の多い道路で事故にあう危険などがあります．運動を始めるためには，より活動的になれるようなインセンティブを与え，ネガティブな因子を取り除くことが必要です．

2．続けるためには

運動を始めたばかりの習慣化できていない時点では，生活サイクルに合わせて，具体的にいつ・どこで運動するのかを決め，目につくところに運動を思い出すようなメモを貼っておくことが効果的です．例えば,「歯を磨くときはかかと上げを行う」と決めたとき,洗面所の鏡に「かかと上げ」と書いたメモを貼っておくとよいでしょう．

また，少しずつ行えるようになってきたら，セルフモニタリングも有効です．カレンダーに○×をつけるなど，はじめはやったかやっていないか程度の簡単な記録をつけ，5 回運動したらチョコレートを 1 つ食べるなど，小さなご褒美を用意しておくことも長く続けるためには効果的です．ただし，ご褒美の量と頻度には注意しましょう．

セルフモニタリングの有効性はいくつも報告されています．定期的に身体活動量計で自己管理している高齢者を対象に COVID-19 の緊急事態宣言前後での身体活動量を調査した研究[10]では，身体活動量の減少は認められず，セルフモニタリングによって身体活動量を維持できることが示唆されました．運動を続けるためには，対象者自身の生活に合わせて具体的な計画を立て，自己管理できるようにすることが習慣化につながるでしょう．

3．やめないためには

習慣化できたと思っていても，ケガや体調不良，悪天候など，些細なきっかけで運動をやめてしまうことがあります．これを運動の逆戻りといい，あらかじめやめやすい原因を知り，対処法を考えておく必要があります．例えば，疲労を感じた日は運動を 10 分短くしても可としたり，悪天候の日は自宅でできるストレッチを行うことにするなど，対象者と相談しながら決めておくとよいでしょう．

また，ダイエットや健康増進を目的に運動していると，体重などの数値に変化がないことで運動をやめてしまいがちです．数値の結果にとらわれず，運動をやってよかったことを考えてもらい，やるデメリットよりやらないデメリットのほうが大きいことを確認してみましょう．運動は身体機能の維持向上だけでなく，心理的・社会的な効果もあり，運動継続によって得られる効果はさらに大きくなります．

（中島千佳）

Q7 リーダーの選定の方法はありますか？

介護予防教室を実施する際に，参加者のなかからグループのリーダーを決めることがあります．リーダーを決めると，介護予防教室への参加促進や教室を実施する場所の選定，必要物品の準備などをスムーズに進めることができます．一方で，リーダーに負担がかかりすぎると介護予防教室の活動自体が続かなくなる可能性もあります．そこで，以下にリーダーを選定する際の工夫について具体例を中心に紹介します（表2）．

グループのリーダーを任せやすい人の特徴として，主に以下の項目があげられます．例えば，グループの参加者全体と円滑にコミュニケーションがとれる人，介護予防教室の欠席率が低い人，スマホの操作やアプリの利用について詳しい人，グループのなかでも年齢が比較的若い人，などです．

リーダーを選定するときに1人の参加者にリーダーを任せるとプレッシャーがかかりやすいため，複数名の人にリーダーをお願いする，サブリーダーを決める，などグループによって負担を減らすための工夫をしておくとよいかもしれません．そうすると，リーダー間で準備体操を分担して実施したり，交代で休みをとりやすかったりと様々な面で融通がききやすくなります．

また，リーダーの役割についてプレッシャーを与えないように丁寧に説明する必要があります．例えば，教室での準備体操をお手本となって実施してもらうことを事前に伝えて，グループのなかでのリーダーの立ち位置や役割を明確にしておくことで，スムーズにリーダーを選定できるはずです．そして，リーダーだけでなく参加者に対してもリーダーの役割をしっかり理解してもらうように周知させる必要があります．リーダーへの負担を減らすためには，参加者一人ひとりが必要以上のことをリーダーに頼まないよう未然に予防線を張っておくことが重要です．

加えて，リーダーへの依存はグループが自主的に活動を行っていくためにはよくありません．リーダーには運営からお

表2 リーダー選定の際のチェックポイント

・リーダーの性格を考慮できているか
・リーダーに負担がかかりすぎないか
・リーダーの役割について説明を行ったか
・リーダーをサポートできる体制が整っているか

願いしたことを伝えてもらうような取りまとめ役として参加してもらうようなケースもあるかもしれません．このときに重要なのは，グループの参加者全員が介護予防教室の主体であることを強調することです．そして，運営側が研修会や交流会を開催して，リーダーにモチベーションを維持して活動してもらえるようにサポートしていくことで，グループが主体性をもって介護予防に取り組むことができるかもしれません．

（松田総一郎）

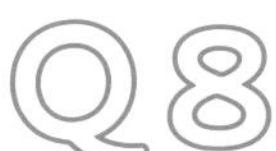 スマートフォンの教え方はどうしたらよいですか？

高齢者にとってスマートフォン（以下スマホ）はこれまでの生活にはなかった新しい道具であり，慣れるまでには大きなストレスを感じられることがあります．高齢者にスマホの使用方法を教える際は，以下の点に気をつけます[11)]．

①スマホ教室を開催する

最初から一人ひとりにアプリの使い方を教えるのではなく，集団でのスマホ教室の開催をお勧めします．電源の入れ方から，マナーモードの設定，電源残量の確認方法，インターネットの見方など，基本的な内容を一から教えていきます．普段スマホに慣れ親しんでいる人からすると当たり前の操作も，高齢者では上手にできない場合が多くあります．言葉で伝えるだけでなく，同じ画面を見ながら一つひとつ動作を確認し，受講者が実際に手を動かして操作する時間を設け，習熟度を随時確認しましょう．

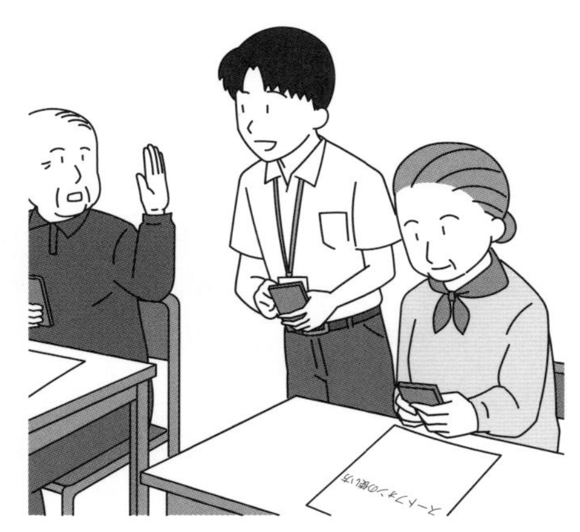

②受講者の習熟度の違いを考慮する

受講者のなかには，理解が早い人，遅い人が存在します．内容についていけない人には1つのことを繰り返し教えます．一方，わかっている人にとっては，暇をもて余す可能性があります．その場合，つまずいている人をサポートしてもらうなど，受講者同士で教え合う関係を作ることも重要です．

③専門用語をできるだけ使わずに，わかりやすい言葉に置き換えて説明する

カタカナ言葉など，用語の意味がわからないと，スマホの利用自体に拒否反応を示す人もいます．質問があった際は，正確な言葉の意味よりも，わかりやすさを優先して説明を行いましょう．

例）アプリ→機能．スマホ画面に並んでいる丸や四角のこと．

　　インストール→スマホにアプリを増やすこと．

　　ストレージ→写真や音楽を保管しておく場所．

④課題を設定することで定着度を高める

教室で学んだことを定着させるために，自宅での課題を設定して，振り返ってもらいます．教室内ではできたつもりになっていても，いざ１人でやってみるとできないこともあります．不明な点は次回の教室で解決してもらうようにし，できるようになるまで繰り返してもらいましょう．

【課題の例】

・好きな景色や食べ物の写真を撮ってもらい，次回の教室の際にみんなに披露する．

・LINE のグループにその日あった出来事を投稿してみる．

（川上歩花）

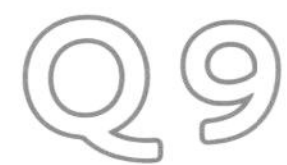

運動負荷がかけられない場合はどうしたらよいですか？

身体のどこかに痛みがあると．運動負荷がかけられない場合があります．例えば，高齢者の痛みの原因疾患として変形性膝関節症（以下，膝 OA）があります．有病率は 54.6%（男性 42%，女性 61.5%），全人口の膝痛は 12.2% で[12)]，要支援・要介護リスクの１つです．膝 OA は様々な原因がありますが，年齢とともに弾力性を失うことで関節軟骨がすり減り，関節が変形する疾患です．そのため膝に負担をかけること（体重の増加，正座による膝への負担，下肢の筋力低下など）で，痛みを誘発する可能性があります．しかし膝 OA がある人でも，できる範囲で運動を行うことは痛みの緩和や筋力低下の予防にとって重要です．

実際の運動で，膝への負担を軽減する例としては，立って行っていた活動を座位姿勢で行う運動に変更するという方法があります．具体的には，ラジオ体操は上肢を大きく使った運動が様々あるため，座位であっても有酸素運動になり得ます．また椅子に座って行うときのポイントは，背もたれを使用しないように行うことで，より運度負荷が得られます．その他，座位で行える活動には風船バレーがあります．風船バレーは，座った状態であっても上肢を構えた状態で，向かってくる風船を打ち返してラリーを続ける活動です．ラリーの目標を 100 回程度にして行うことで，ある程度の運動負荷がかけられ，膝の痛みがある方でも十分に可能な活動です．この活動は１人でなく２人以上で行えるため，楽しみながら実施できるのもすぐれた点です．

また，痛みに注意しながら行う下肢の筋力トレーニングも大切です．具体的には，ゴムバンドを用いた低負荷なトレーニングがあります．両足にバンドを巻いて股関節を広げたり，椅子と足首にゴムバンドを巻いて膝を伸ばしたりと様々な使い方ができます．ここで注意が必要なのは，大きな関節運動は控えることです．関節を大きく動かさなくても，ゴムバンドから一定の抵抗がかかるため（ゴムバンドの強度は様々あります），少しだけ股関節を広げた状態をキープしたり，膝を伸ばした状態をキープしたりしておくだけでも十分なトレーニング効果が得られます．逆に，大きな関節運動は膝の痛みを増強させてしまうリスクがあるため注意が必要です．痛みが緩和してきた頃からは，立位での活動に切り替えていけるかを検討します．特に膝の屈伸や捻りなどは，痛みを誘発する姿勢なので注意が必要です（上下・左右など複合的な動きにも注意が必要）．このように，運動負荷が十分にかけられないときでも，できる活動を取り入れていくことで，痛みを緩和したり筋力低下を予防することができます．

（崎本史生）

Q10 参加者との信頼関係を築くコツはありますか？

介護予防教室では，参加者との信頼関係を築くために必要な要素がいくつかあります．そのなかでも，基本的な接遇を守ること，専門的な知識を有すること，参加者の話をよく聞く時間を作ること，そして教室外でのかかわりをもつことの 4 つが重要と考えられます．

1．基本的な接遇を守ること

介護予防教室での接遇とは，参加者に対して敬意をはらい，「相手を尊重する気持ち」や「思いやりの気持ち」をもって接することです．接遇の基本 5 原則は，挨拶，言葉遣い，表情，傾聴，身だしなみです．これらの項目に注意して参加者と接することで，よりよい関係を築くことができます．

ただし，教室を運営するなかで，知識のある指導者と参加者の間では上下の関係性が生じやすいものです．また，長期間の介護予防教室で会う回数が増えるにつれて，言葉遣いや対応が雑になってしまうこともあるかもしれません．もちろん，双方の距離が近くなることはよいことですが，雑な対応や言葉遣いが積み重なることで，参加者との信頼関係が悪化することも考えられます．そのため，最低限の接遇には常に注意をはらうことが大切です．

2．専門的な知識を有すること

介護予防教室の参加者のなかには，介護予防に対する期待感や熱意がひときわ高い方もいます．そのため，指導者に対して介護予防に関する様々な質問が集まることが多々あります．すべての質問に答えられる必要はありませんが，ある程度の知識を有し質問に答えることで，参加者からの信頼を得ることができ，結果として参加者とのよい関係性を築きやすくなります．

さらに，介護予防に対する知識を有することで，教室内だけでなく教室外や日常生活状況に対するアドバイスなど会話も広がり，参加者とよい関係性を築くきっかけになります．

3．参加者の話を聞く時間を作ること

介護予防教室では，運動や体操などのプログラムを遂行することも大切ですが，参加者一人ひとりの話を聞くことも非常に重要です．しかしながら，介護予防教室では指導者の人数に対して参加者の人数が多いことがほとんどであり，すべての参加者と均等に話す時間を確保することは非常に難しい課題です．参加者との会話の減少は，信頼関係を築くための障壁となり，最悪の場合，介護予防教室からの脱落につながる可能性も考えられます．そのため，常に教室全体に気を配り，可能な限り個々の参加者の声に耳を傾けるように心がけましょう．

4．教室外でのかかわりをもつこと

教室内での参加者とのかかわりだけでなく，教室外でのかかわりも参加者との信頼関係を築く重要なポイントとなります．週に１時間程度の教室を１～２回行うだけでは，参加者との信頼関係を築くのには多大な期間を要します．もちろん，そのなかでも参加者と密接に接することができれば信頼関係の構築は可能ですが，教室外でのかかわりはより早く信頼関係を構築できる可能性があります．

まずは，教室前後の時間を有効活用し，参加者に合ったかかわりができればよいと思います．ただし，参加者によっては介護予防教室とプライベートを混同したくない方もいますので，無理なかかわりをもとうとはしないように注意しましょう．

（山際大樹）

■Ⅴ章　文献

1）Northey J M, Cherbuin N et al：Exercise interventions for cognitive function in adults older than 50：a systematic review with meta-analysis, Br J Sports Med 52：154-160, 2018.

2）Gaertner B, Buttery A K et al：Physical exercise and cognitive function across the life span：Results of a nationwide population-based study, J Sci Med Sport 21：489-494, 2018.

3）Sohn D, Shpanskaya K et al：Sex Differences in Cognitive Decline in Subjects with High Likelihood of Mild Cognitive Impairment due to Alzheimer's disease, Sci Rep 8：7490, 2018.

4）Barha C K, Davis J C et al：Sex differences in exercise efficacy to improve cognition：A systematic review and meta-analysis of randomized controlled trials in older humans, Front Neuroendocrinol 46：71-85, 2017.

5）Ludyga S, Gerber M et al：Systematic review and meta-analysis investigating moderators of long-term effects of exercise on cognition in healthy individuals, Nat Hum Behav 4：603-612, 2020.

6）https://www.ncgg.go.jp/ri/lab/cgss/department/gerontology/noukara/

7）公益財団法人健康・体力づくり事業財団：健康運動指導士養成講習会テキスト．平成 28 年 3 月 31 日発行．

8）Van Roie E, Delecluse C, et al：Strength training at high versus low external resistance in older adults：effects on muscle volume, muscle strength, and force-velocity characteristics. Exp Gerontol 48（11）：1351-1361, 2013.

9）Tanimoto M, Ishii N：Effects of low-intensity resistance exercise with slow movement and tonic force generation on muscular function in young men. J Appl Physiol（1985）, 100（4）：1150-1157, 2006.

10）Chiba I, Takahashi M et al：Association between COVID-19 emergency declarations and physical activity among community-dwelling older adults enrolled in a physical activity measurement program：Evidence from a retrospective observational study using the regression discontinuity design. BMC Public Health 23（1）：998, 2023.

11）特定非営利活動法人デジタルライフサポーターズネット：高齢者からスマホについて質問されたときの応対集「スマホの教え方，教えます」スマホコーチになるための本．特定非営利活動法人デジタルライフサポーターズネット，2022.

12）Yoshimura N, Nakamura K：Epidemiology of Locomotive Organ Disorders and Symptoms：An Estimation Using the Population-Based Cohorts in Japan. Clin Rev Bone Miner Metab 14：68-73, 2016.

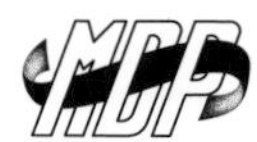

指導者のための介護予防ガイド
地域で取り組む健康増進　　ISBN978-4-263-26679-3

2024年4月20日　第1版第1刷発行

編　者　島　田　裕　之
発行者　白　石　泰　夫
発行所　**医歯薬出版株式会社**

〒113-8612　東京都文京区本駒込1-7-10
TEL.（03）5395-7628（編集）・7616（販売）
FAX.（03）5395-7609（編集）・8563（販売）
https://www.ishiyaku.co.jp/
郵便振替番号 00190-5-13816

乱丁，落丁の際はお取り替えいたします　　印刷・木元省美堂／製本・榎本製本